四大名著里的

中医智慧

◎朱垚　陆明　杨涛　主编

东南大学出版社
SOUTHEAST UNIVERSITY PRESS

·南京·

图书在版编目（CIP）数据

四大名著里的中医智慧 / 朱垚，陆明，杨涛主编
. -- 南京：东南大学出版社，2024.11
ISBN 978-7-5766-1319-3

Ⅰ.①四… Ⅱ.①朱… ②陆… ③杨… Ⅲ.①中医学
Ⅳ.① R2

中国国家版本馆 CIP 数据核字（2024）第 037344 号

责任编辑：杨　凡　责任校对：张万莹　封面设计：楚浩然　责任印制：周荣虎

四大名著里的中医智慧

Si Da Mingzhu Li De Zhongyi Zhihui

主　　编	朱垚　陆明　杨涛
出版发行	东南大学出版社
出 版 人	白云飞
社　　址	南京四牌楼 2 号　邮编：210096
网　　址	http://www.seupress.com
经　　销	全国各地新华书店
排　　版	南京私书坊文化传播有限公司
印　　刷	南京玉河印刷厂
开　　本	889 mm × 1194 mm　1/32
印　　张	8
字　　数	290 千字
版　　次	2024 年 11 月第 1 版
印　　次	2024 年 11 月第 1 次印刷
书　　号	ISBN 978-7-5766-1319-3
定　　价	49.00 元

基金资助

江苏省六大人才高峰项目 [RJFW-40]

江苏省 333 高层次人才培养工程 [2018III-0121]

江苏省科技型企业技术创新基金 [BC2015022]

江苏省卫健委科研项目 [Z2020024]

南京市非物质文化遗产代表性项目 [NJVIII-20]

南京市浦口区非物质文化遗产代表性项目 [PKIX-4]

编委会

目　录

第一章　《三国演义》里的中医智慧

第一节　英雄面容　　　　005
第二节　英雄之死　　　　013
第三节　刮骨疗伤　　　　029
第四节　中国麻药　　　　035
第五节　疾病预测　　　　038
第六节　失传医书　　　　042
第七节　香药妙用　　　　047
第八节　奇法解毒　　　　051
第九节　养生抗衰　　　　055

第二章　《水浒传》里的中医智慧

第一节　外用膏药　　　　065
第二节　金疮药物　　　　073

第三节　蒙汗麻药　　　　　　078

第四节　醒酒汤药　　　　　　086

第五节　古酸梅汤　　　　　　091

第六节　古法甜汤　　　　　　094

第七节　砒霜毒药　　　　　　097

第八节　食物中毒　　　　　　104

第九节　疗心疼药　　　　　　108

第十节　解毒中药　　　　　　111

第十一节　瘟疫治疗　　　　　114

第十二节　艾灸治疗　　　　　117

第三章　《红楼梦》里的中医智慧

第一节　七情致病　　　　　　127

第二节　太医诊病　　　　　　141

第三节　外治疗法　　　　　　156

第四节　调补脾胃　　　　　　159

第五节　中药炮制　　　　　　164

第六节　养血名方　　　　　　171

第七节　虎狼之药　　　　　　176

第四章 《西游记》里的中医智慧

第一节　药食同源　　　　　　185

第二节　诗里藏药　　　　　　197

第三节　犀角之谜　　　　　　203

第四节　病不讨医　　　　　　207

第五节　悬丝诊脉　　　　　　211

第六节　水药之水　　　　　　220

第七节　各家养生　　　　　　227

第八节　说医解梦　　　　　　233

《三国演义》里的中医智慧

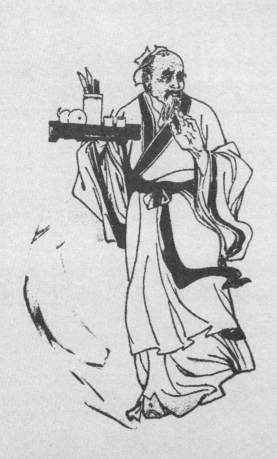

英雄面容

原文节选

刘备的奇相

榜文行到涿县，引出涿县中一个英雄。那人不甚好读书，性宽和，寡言语，喜怒不形于色，素有大志，专好结交天下豪杰，生得身长七尺五寸，两耳垂肩，双手过膝，目能自顾其耳，面如冠玉，唇若涂脂，中山靖王刘胜之后，汉景帝阁下玄孙，姓刘名备，字玄德。

选自《三国演义》第一回：
宴桃园豪杰三结义　斩黄巾英雄首立功

关羽的面如重枣

正饮间，见一大汉，推着一辆车子，到店门首歇了，入店坐下，便唤酒保："快斟酒来吃，我待赶入城去投军。"玄德看其人身长九尺，髯长二尺，面如重枣，唇若涂脂，丹凤眼，卧蚕眉，相貌堂堂，威风凛凛。玄德就邀他同坐，叩其姓名。其人曰："吾姓关，名羽，字长生，后改云长，河东解良人也……"

选自《三国演义》第一回：
宴桃园豪杰三结义　斩黄巾英雄首立功

孙权的长寿之相

张昭令孙静理会丧事，请孙权出堂受众文武谒贺。孙权生得方颐大口，碧眼紫髯。昔汉使刘琬入吴，见孙家诸昆仲，因语人曰："吾遍观孙氏兄弟，虽各才气秀达，然皆禄祚不永。惟仲谋形貌奇伟，骨格非常，乃大贵之表，又享高寿，众皆不及也。"

选自《三国演义》第二十九回：
小霸王怒斩于吉　碧眼儿坐领江东

科普问答

学生提问：《三国演义》原著中对刘备外貌的描述为："生得身长七尺五寸，两耳垂肩，双手过膝，目能自顾其耳，面如冠玉，唇若涂脂。"据说刘备的手特别长，能够超过自己的膝盖，并且耳朵特别长，甚至能够碰到肩膀上，然后他瞟一眼，还能看到自己的耳垂。我觉得这个描述有点夸张了，想问问两位老师这个说法可信吗？另外，家里的老人经常会说耳垂厚、耳朵长的人特别有福气，就这种说法有没有医学依据呢？

老师科普：这个问题提得很好，其实这也是中医学关于面部望诊的一部分。这个描述从小说角度来看肯定是有所夸张的，是高于现实的。我们按照现代医学来讲，人体有很多神奇的尺寸，比如讲双手的臂展伸开应该正好跟你的身高是一样的。像极个别篮球运动员的臂展超过自身身高，刘备可能就是这个情况。

关于耳垂大的描述也是一种褒义的表达方式，经常和帝王之相联系在一起。我们国家是一个佛教文化比较盛行的国家，很多寺庙里面佛祖的造像耳垂也都很大。这种认识和民俗就反映在了小说描写中，这个刘备的形象描述就非常有特色，越有特色的人物形象才能越让人记忆深刻。但是从医学角度看他不一定真是这样，我们也没法穿越到一千多年前去看刘备到底是不是有这样一个耳垂。

不过，关于耳垂厚就多寿的说法确实有一定道理，中医认为人体五脏在面部有不同的开窍，比如讲肝开窍于目，肾开窍于耳，脾胃开窍于口唇，肺开窍于鼻。传统讲肾为先天之脏，用现代医学的话来讲，可能它就像基因一样决定了生命的长度和周期。如果肾气比较充盈，耳朵往往长得比较好。传统来讲并不是耳朵越大越好，太大了属于招风耳。一般是元宝耳朵（比较好），特点是外形小并且耳垂大。耳垂大就说明人肾气比较充盈，所以相对来说可能生命周期会更长。如此看来，民间这种耳垂厚代表人多福多寿的说法确实有一定道理。

其实这个耳垂也能提示很多病理性的状况，如果耳垂、耳轮干瘪或者出血，那可能就是现代医学讲的中耳炎。甚至现在有些专家临床上观察到耳朵上面有竖纹或横纹，认为这种现象跟心脏有一定关系，但这个就跟中医的医理不太一样，中医主要认为肾开窍于耳。所以需要我们多做一些现代生物学表征的大数据研究，只有数据量多了，我们才能知道耳朵是不是能够反映除了肾脏以外的一些其他疾病变化。

老师回答：从刘备的长相来看，他两耳垂肩、双手过膝是一个奇象，是古代称的这个帝王相，说明他整个人的气质和身体状况都非常好。包括后面说的面如冠玉，说明他的脸比较亮，他的皮肤非常好，唇若涂脂说明他气血充盈。当然小说里的描述有一些夸大的成分，但是从面相来看刘备还是个很健康的人。

老师科普： 这面如冠玉有点像现在讲的满脸都是胶原蛋白。

学生提问： 我觉得两位老师的话对我来说很有启发。如果一个人他非常干瘪，面黄肌瘦，但是他（的）耳朵特别长，其实这样也不算一个健康的长相。他首先要是个健康的人，然后同时耳朵的形状就像元宝一样比较小巧，而且耳垂又比较厚，这样才可能从侧面证明他是一个长寿的人。

老师科普： 这个情况在临床上不太可能出现。为什么不太可能出现？如果一个人整个面容非常消瘦，那他（的）耳轮一般不会长得很饱满。中医讲有阴分和阳分，阴阳配合，阴为体，阳为用，所以正常情况下当阴分充实时才会气血充盈。用现在的话讲，人的体液津液都比较充实的时候，耳朵才会呈现一种饱满的状态。像我们看很多糖尿病患者属于阴分不足，最后他身体消瘦的同时，耳朵也干瘪。所以正常（来说）不会出现身体消瘦但是耳朵很饱满的情况。局部是整体的一个反映，所以应该讲耳朵的状态是反映全身的健康情况。

老师回答： 还需要拓展一下，以前在临床上面经常能看到一些肾气不足导致代谢功能比较弱的情况。如果血尿酸代谢不出去就会形成痛风，一些痛风病人的耳轮上会形成结石。他为什么会在耳轮上形成结石呢？就是说明肾气不充足。所以如果耳垂比较饱满，不干裂，没有结石，那就说明这个人的肾气还是比较充盈的。

老师科普：前面老师讲的这个高尿酸血症在临床上经常看到。现在饮食条件好了，吃的荤和海鲜都比较多，这种食物含嘌呤高，所以发肾病的人很多。而且现在高尿酸血症发病人群越来越年轻化了，以前高尿酸血症可能要到了三四十岁以后才出现，但是现在二十多岁的小伙子都会有高尿酸血症。高尿酸沉积到小关节的时候，会导致疼痛，比如脚掌痛。还有我们观察到，高尿酸血症持续发作 8~10 年以上，严重时会出现耳轮的痛风或者结石，这种情况是比较有特色的，从侧面反映中国古人讲肾开窍于耳的中医理论是成立的。

学生提问：原文中对关羽的样貌有一段特征性很强的描述，形容关羽"面如重枣，唇如涂脂"。《黄帝内经》中曾提到能从面色识五脏荣枯，例如赤如鸡冠者生，赤如衃血者死，那关羽这种红是好还是坏呢？另外还想请问各位老师，面部不同部位的红有什么区别？

老师科普：原著中关羽一直是一个很威武的形象，首先他很高大，换算到今天有两米多高。而且他又有美髯公之称，胡子又黑又亮，中医传统认为"发为血之余，肾其华在发"，这说明他先天肾气和气血都十分充足。而在中医面诊当中，颜色确实有很多不同的意义，比如一些病理意义的红，像阴虚的人容易面部潮红，就是下午的时候容易脸红，过了一段时间红色又褪了下去；血压控制不佳的高血压患者也可能会满面红光，这种情况都是不太好的红。而像正常人的面色红润，应该是白里透红的粉红色，比较红润和均匀。但是像生活在高原地区的人，身体需要更多的红细胞携带氧气，所以脸色也会比较红，这种偏红也属于正常的红。像文中提到关羽的"面如重枣"，应该是一种健康的红，因为从身高、头发、战斗能力各方面来看，他都是一个非常健康的人，他脸红可能是因为他气血特别充盈，也可能是文学作品的一种夸张化描写。

老师回答：前面老师说得很好，我再补充一种病理性的典型相貌，就是二尖瓣脸红。这种面容的特点就是双颊紫红，和面部其他部位色差很大，而且口唇轻度发绀，一般这种面容的人很可能患有严重的心脏病。不仅仅只有面红有一定的疾病提示意义，像面青、面黑的情况也很多。心脏不好的人一般动脉血含氧量降低，这种情况病人的脸色就容易发青。患有严重肾病的病人脸色容易发黑，因为肾功能异常会影响黑色素的代谢。

学生提问：谢谢老师的回答，接下来想请教老师异色瞳和异色发的问题。原著中描写孙权是碧眼紫髯，并且汉使刘琬认为孙权的相貌是长寿的表现，最后孙权果然是《三国演义》中最长寿的人之一，活到了七十一岁，比刘备、曹操都活得久。请问老师，什么样的相貌可算作长寿的相貌呢？

并且根据现代研究，人的瞳色是由色素细胞决定的，白化病病人因为缺少黑色素，瞳孔就是浅色的，比如浅蓝、浅棕等。孙权是绿眼睛是因为血统问题还是因为一些眼科疾病呢？

老师回答：这个不仅仅是中医面诊的范围了，还包括了很多中国古代相术的内容，这就涉及很多因素，不仅仅是发色和瞳色，还有一个人的五官分布大小，比如原文中谈到孙权方颐大口，就是下巴方嘴巴大，还有我们之前提到的耳垂长、元宝耳，这都是长寿的特色长相。另外文中记载孙权碧目紫髯，他的祖上可能有外国人血统，因为三国时期的文献已经有了色目人的相关记载。如果孙权因为后天疾病，瞳色从黑色变成了浅色，那文中应该就不会那么描述。并且在战争时期，孙权作为一方霸主，他也是戎马一生，目前也没有他患眼疾的相关记录。他如果有眼疾，很大可能还是会影响他日常生活或者行军打仗。不过当人自然老去，眼睛玻璃体浑浊，瞳孔边缘确实会出现一圈蓝色的圆弧。

英雄之死

原文节选

刘备之死

举哀行礼毕，开读遗诏。诏曰：

朕初得疾，但下痢耳，后转生杂病，殆不自济。朕闻"人年五十，不称夭寿"。今朕年六十有馀，死复何恨？但以卿兄弟为念耳。勉之！勉之！勿以恶小而为之，勿以善小而不为。惟贤惟德，可以服人，卿父德薄，不足效也。卿与丞相从事，事之如父，勿怠！勿忘！卿兄弟更求闻达。至嘱！至嘱！

群臣读诏已毕。

选自《三国演义》第八十五回：
刘先主遗诏托孤儿　诸葛亮安居平五路

诸葛亮积劳而亡

懿问曰："孔明寝食及事之烦简若何？"使者曰："丞相夙兴夜寐，罚二十以上皆亲览焉。所啖之食，日不过数升。"懿顾谓诸将曰："孔明食少事烦，其能久乎？"

选自《三国演义》第一百三回：
上方谷司马受困　五丈原诸葛禳星

诸葛亮三气周瑜

正分拨间，忽然探马急来报说："诸葛亮自得了南郡，遂用兵符，星夜诈调荆州守城军马来救，却教张飞袭了荆州。"又一探马飞来报说："夏侯惇在襄阳，被诸葛亮差人赍兵符，诈称曹仁求救，诱惇引兵出，却教云长袭取了襄阳。二处城池，全不费力，皆属刘玄德矣。"周瑜曰："诸葛亮怎得兵符？"程普曰："他拿住陈矫，兵符自然尽属之矣。"周瑜大叫一声，金疮迸裂。

选自《三国演义》第五十一回：
曹仁大战东吴兵　孔明一气周公瑾

周瑜急急下得船时，岸上军士齐声大叫曰："周郎妙计安天下，陪了夫人又折兵！"瑜怒曰："可再登岸决一死战！"黄盖、韩当力阻。瑜自思曰："吾计不成，有何面目去见吴侯！"大叫一声，金疮迸裂，倒于船上。众将急救，却早不省人事。

选自《三国演义》第五十五回：
玄德智激孙夫人　孔明二气周公瑾

周瑜闻之，勒马便回。只见一人打着令字旗，于马前报说："探得四路军马，一齐杀到：关某从江陵杀来，张飞从秭归杀来，黄忠从公安杀来，魏延从彝陵小路杀来。四路正不知多少军马，喊声远近震动百馀里，皆言要捉周瑜。"瑜马上大叫一声，箭疮复裂，坠于马下。

选自《三国演义》第五十六回：
曹操大宴铜雀台　孔明三气周公瑾

诸葛亮气死王朗

孔明在车上大笑曰："吾以为汉朝大老元臣，必有高论，岂期出此鄙言！吾有一言，诸军静听：昔日桓、灵之世，汉统陵替，宦官酿祸，国乱岁凶，四方扰攘。黄巾之后，董卓、催、汜等接踵而起，迁劫汉帝，残暴生灵。因庙堂之上，朽木为官，殿陛之间，禽兽食禄；狼心狗行之辈，滚滚当道，奴颜婢膝之徒，纷纷秉政。以致社稷丘墟，苍生涂炭。吾素知汝所行：

世居东海之滨，初举孝廉入仕，理合匡君辅国，安汉兴刘，何期反助逆贼，同谋篡位？罪恶深重，天地不容！天下之人，愿食汝肉！今幸天意不绝炎汉，昭烈皇帝继统西川。吾今奉嗣君之旨，兴师讨贼。汝既为谄谀之臣，只可潜身缩首，苟图衣食；安敢在行伍之前，妄称天数耶！皓首匹夫！苍髯老贼！汝即日将归于九泉之下，何面目见二十四帝乎！老贼速退！可教反臣与吾共决胜负！"

王朗听罢，气满胸膛，大叫一声，撞死于马下。

选自《三国演义》第九十三回：
姜伯约归降孔明　武乡侯骂死王朗

于禁羞愤而亡

禁奉命到彼，只见陵屋中白粉壁上，图画关云长水淹七军擒获于禁之事。画云长俨然上坐，庞德愤怒不屈，于禁拜伏于地，哀求乞命之状。原来曹丕以于禁兵败被擒，不能死节，既降敌而复归，心鄙其为人，故先令人图画陵屋粉壁，故意使之往见以愧之。当下于禁见此画像，又羞又恼，气愤成病，不久而死。

选自《三国演义》第七十九回：
兄逼弟曹植赋诗　侄陷叔刘封伏法

科普问答

学生提问：《三国演义》原著对刘备死因的描述为"朕初得疾，但下痢耳；后转生杂病，殆不自济。朕闻'人年五十，不称夭寿'。今朕年六十有余，死复何恨"。刘备因为得了痢疾，再加上没有妥善治疗，最后进一步引起很多其他的杂病，六十多岁就不治而亡了。我就感到很奇怪，因为痢疾从现代来说其实就是急性肠胃炎，就是一个比较小的病症，现代人极少会因为急性肠胃炎就不治而亡的。所以我想问问两位老师，为什么痢疾在古代会导致那么严重的后果？

老师科普：痢疾其实是中医内科里疾病的一个鉴别点，中医内科病传统讲有外感病和内伤病，在中医内科常见的 53 个疾病里面，只有痢疾这一个是带疾的外感疾病。标准的痢疾应该是腹痛，里急后重，下痢赤白黏冻，所以这个地方还不一定是真正的痢疾。痢疾就是现代医学讲的痢疾杆菌引起的肠道感染病。但以前很多时候痢疾和泄泻是不分的，泄泻就是以腹泻为主的疾病，他这里还真的可能相当于现在慢性的、急性的胃肠道的这种炎症了。胃肠道疾病多由于饮食不当，包括外感的一些细菌或病毒导致，但是它后来转生杂病甚至到最后不治也是有可能的。正常情况下这个不管是大病小病，治疗不适宜的话会引起一些并发症等。这里面可能也有多种因素，以我们实际临床经验来看有可能往往是非医因素。什么叫非医因素？第一，他可能自己觉得不是什么大问题。第二呢，他当时是不是正好去报关羽之仇，可能军务繁忙，有可能存在医疗条件比较差的这种情况。

但从中医的角度来讲，脾胃为后天之本，胃肠道疾病长期的营养不良也会导致很严重的问题。西医最常见的是克罗恩病，这种病人病程久了就会出现大肉陷下、大骨枯槁等情况，这种功能性肠病最终导致人死亡也是正常的。现在克罗恩病还属于难治性疾病，我们以前也去参与一些外院的会诊，这里面其实还有一个病变的问题，这种情况还是不容小觑的。

这段文字我觉得也展示了疾病发展的一个过程，刚开始的时候可能都是一个小症状，或者小疾病，如果不治或者是失治的话，后面它会逐渐发展成为比较复杂的多种疾病，那就是我们后面叫的杂病，可能各个脏器都有一些问题。

老师回答：所以如果杂病再不去治的话，最后就会延误病机导致死亡。他刚开始的时候会损失大量的津液，最后转生杂病，可能最后疾病恶化的最主要原因就是津液匮乏。所以为什么中医讲说未病先防？疾病治完了以后还要预防后面复发。所以这段展示的是一个疾病发展的过程。

老师科普： 而且这里面还有一个很有意思的地方，他讲到这个关于夭折的问题。在大家印象中未成年死亡叫夭折。其实中国古代，它讲年五十不成夭折，实际上夭折以前的年龄很大的。其实夭折的内涵定义挺有意思，这就是文化学的内容。

学生提问： 两位老师说得很对，我们在面对疾病的时候，无论有多小都要重视它。我下一个问题是关于诸葛亮的，诸葛亮刚刚跟刘备出山的时候，整个人都英姿勃发，但当他工作了二十几年之后，就在五丈原病逝了。所以我就联想到他是不是跟我们现代年轻人工作压力过大很相像？另外，诸葛亮的死因是否能够理解成虚劳？

老师科普： 中医传统里讲的虚劳，作为一个内科的常见病，它分为虚和劳两部分，而且传统讲以五脏为纲，气血阴阳为目，纲举目张，所以虚劳这个病里面结构比较大。虚者是什么呢？是肺虚最常见，因为外感病症，肺的功能就是卫外，是人体的第一道防御系统，所以有一些感冒发烧，肺为娇脏，就很容易出现肺虚。但是一直往后去肾虚是最难调的。这个劳者是什么呢？其实肾痨是最常见的，最难治的是肺痨，其实那个痨跟后来讲的肺结核是相通的。但是虚劳是不是死因呢？这个其实特别像日本早年时候的过劳死，那我们国内现在这两年过劳死的新闻也频频出现。像互联网行业，老百姓经常讲"996"或者"007"。工作强度很大，确实是会对人体的健康造成很大影响。

像诸葛孔明先生，用现在的话讲是典型的创业病，精神压力过大，然后饮食又不定。你看司马懿也有中医这种思外揣内的思想。单就问他这个寝食即睡眠和吃饭情况就能反映出他所做事情的烦恼程度和繁简程度。创业者很不容易，健康的基本条件就是吃得好，大小便正常，睡眠时间也足够，研究证明睡眠（好）还能有效抗衰老。像诸葛亮这样吃得少，睡得也少，然后工作强度又大，司马懿就讲了这么一句话："其能久乎？"他就判断诸葛亮这么个搞法肯定扛不住。所以司马懿相当于对诸葛亮做了一个预判，这样从战略层面上他心里就更有底了。为什么讲这个？司马懿问的问题还是有智慧的，也符合我们中医学对病人的这种观察，也反映了我们现在这个工作强度，不管我们读书、工作，还是创业，其实还是应该要保持良好的生活习惯，饮食规律，睡眠充足，这样才能更长久地做好事情。

诸葛孔明先生为蜀国劳心劳力，最后星落五丈原也是遗憾，这个事情在《三国志》里面都有记载，也是史实。虽然《三国演义》里面有些夸张，但是司马懿问这些东西还是有道理的，对我们现在平衡生活和工作都有比较好的指导意义。这样我们读完《三国演义》也能从里面学到一些养生的智慧。

老师回答：这个我要从另外一个方面来阐述，大家都知道诸葛孔明是运筹于帷幄之中、决胜于千里之外的一个人，所以他思虑特别多。思虑多的人多半都伤脾，脾气受损，那势必他吃的东西就会变少。如果烦心的事比较多，那么忧思还是伤脾，所以我估计他可能就是熬到油尽灯枯了，就是熬到一定程度脾气就大伤了，到最后他身体已经没有任何营养供给。可能最后就是这个方面的原因导致了他的死亡。

老师科普：这个讲的是对的。前面老师说得非常有道理，因为中医讲这个五脏还主情志，脾主思虑，肝主怒，所以他这个思虑过度往往会损伤脾气。根据诸葛亮的一生来判断的话，刚开始的时候有很多人和他来共谋大事，可到后来关羽走了，刘备走了，还挥泪斩马谡，最后基本上是他一个人在扛着。

学生提问：我其实对诸葛亮也感到很遗憾，因为他其实是非常懂中医的一个人。像这个诸葛行军散，传说就是诸葛亮发明的。当时蜀军在外打仗，士兵们受了瘴气影响，表现出发烧、头晕、呕吐等症状。他可以去帮别人解决健康问题，但是他没有办法帮到自己，去把自己的身体症状给调理好。所以我还想问问老师，如果像现在年轻人工作压力过大的话，我们能不能通过一些中医手段来调整亚健康状态？

老师科普：像我们接诊过很多创业者和领导，其实他们的工作压力是无形的。除非最终事情解决了，否则就算运用一些食疗药膳去调理，他还是很难完全从这里面走出来。所以为什么有很多焦虑抑郁状态，（它）这也是情志病。

老师回答：如果临床上这个病人他焦虑或者抑郁的情况很严重，那么我们用的方子多半都是以健脾疏肝为主，让他脾胃整个气机有所运转，他整个状态会恢复一些。

学生提问：历史上有一个非常有名的典故，就是诸葛亮三气周瑜。周瑜第一次生气是因为和诸葛亮两个人争地盘，结果输掉了两座城池。然后他惨叫一声，可能（因为）他之前打仗受了一些外伤，没养好，结果外伤迸裂。第二次也就是赔了夫人又折兵这个故事，周瑜出主意让孙权把孙尚香嫁给刘备，希望能够用美人计消磨刘备的意志，结果刘备没有中计，反而婚后带着孙尚香一起逃出东吴。周瑜的计策没有得逞，感到对不起孙权，又是大叫一声，伤口第二次崩开，最后甚至陷入昏迷了。第三次也是关于打仗的事情，周瑜想要攻打西川，结果诸葛亮没有让他得逞。周瑜觉得只要诸葛亮还活着，他就不能够替吴国打败蜀国。于是他仰天长啸，说"天命已绝"，接着昏迷过去，昏迷转醒之后便留了一句"既生瑜何生亮"的遗言，紧接着大叫几声气绝身亡。我觉得这个故事非常有趣，想跟老师探讨一下。比如原文中好几处提到金疮迸发，那它具体可能是什么样的症状呢？为什么生气会导致金疮复发呢？

老师科普：这个问题还是很有意思的，周瑜这个金疮复发其实属于康复医学方面的问题，他没有康复好又重新去操劳，各种战争上的问题让他急火攻心、旧病复发，所以严格意义上这是一个康复不当的问题。而且两次都提到周瑜是因为生气所以才金疮复发，讲白了伤口没养好就出血了。因为人在生气的时候气血是上涌的，确实会加重伤口的情况。特别是在创面没有完全掌控好的时候，情绪起伏特别大也可能出现这种情况。因为没有办法看到这个创面，但是根据《三国演义》讲的，这很可能就是一些箭伤、刀伤。而中医传统讲，金伤之处必有淤血，就是受了外伤，或者现在动了外科手术之后，一定要用一些活血化瘀的药，这其实是中医对外科的一个康复建议。周瑜他这个金疮其实还没到瘀血那一步，毕竟他连长都没长好。后来周瑜去打仗了，我们推测一下他伤口崩裂之后可能会有大出血，接连着失血性休克。

老师回答：我们可以从它这个描述上来看，它这里面叫做金疮，金疮就是一些刀剑伤，那么刀剑伤的话多半都会损伤血管，而血管不太容易愈合，所以也很容易出现迸裂。这里没有具体说明是在哪个部位，如果伤口在一些至关重要的动脉位置，那确实可能会出现不省人事的状态。

学生提问：谢谢老师们的解答，除了生气会让外伤复发之外，还有什么其他原因会引发伤口复发呢？

老师科普：再有一个，中医内科里面讲人过度着急生气的时候，气血上涌以后容易出现薄厥，中医叫厥症，厥症这个四肢逆冷以后，这个中医学里面就讲到阴阳气不相顺接，像现在很多昏迷性的疾病，中医急症里面都叫薄厥。然后这个其实像低血糖、中风、颅脑出血都有可能。所以我们生活中也有打麻将，突然胡一手好牌，一激动，本来就高血压，然后就不行了（的情况），所以它其实不仅仅是金疮，这些都有影响。

老师回答：这就要讲到伤后的养生康复了，受到刀剑伤以后适合什么样的康复理疗？人需要保持平和的心态，不能过于生气，生气会增加血管压力，那就会出现迸裂这种可能性。那周瑜恰恰就违反了情志平和这个原则，他一直在生气，每一次生气完以后他都没有愈合好。除了情志上面的一些影响，还需要一些药物方面的配合。原著里面并没有提到周瑜用了什么药，只能揣测行军条件比较恶劣，综合种种原因最终导致他三气而亡。

学生提问：针对金疮迸发这个症状，我们有哪些急救疗法？

老师科普：谈到金疮的急救，特别像伤口出血后，就回归到我们中医急救里面的血症。那现在最常见的就是用云南白药撒在外伤上，出血量更大的就用保险子内服。针灸里面郄穴大多有急救的作用。所以其实中医也有很多针药的急救办法，中医不仅仅能看慢病。

老师回答：而且中医古籍中也有记载，有金疮的人不宜吃太咸，太咸了以后创口不宜愈合。像他们打仗流汗的这种情况，各种体力消耗，周瑜可能不太注意这些事情，所以吃太咸了以后创口不易愈合。

学生提问：下一个问题是关于诸葛亮和王朗之间发生的故事。王朗的家族世代为官，并且他本身是汉朝的一个老臣，受到朝廷的许多恩惠。他应该也有责任去匡扶汉室，但他最后去投靠了曹操，帮曹操挟天子以令诸侯。当时王朗跟诸葛亮两军交战的时候，诸葛亮当众骂王朗是一个谄媚、怯懦、追名逐利的人。结果王朗听了诸葛亮这些话后，一气之下就做出了类似于自杀的行为。我揣测书中的撞马而亡是不是就类似于现在人冲出马路撞车自杀一样。可能马在那边跑，他突然冲出去，结果就被马撞死了。对于这个故事我也有一些疑问，他这个撞马而亡是不是类似于那种脑出血导致的死亡？如果放在现代的医疗条件下，王朗能被救回来吗？

老师科普：相当于王朗听到诸葛亮的辱骂以后，心里憋了一口闷气，最后冲动之下自我了断。自尽的具体死因我们肯定不清楚，但是类似于像现在的交通意外，可能会发生自发性气胸、血气胸，以及脑组织受损、脑死亡等等。像你刚才讲的脑出血，可能不是第一死因。正常情况的话，像我们内科里面常见的脑出血、脑卒中等，除非是脑干方面的问题，否则很多时候不会马上导致人昏迷休克。但是这属于刚才中医讲的绝症一蹶不复，在那个时代他很可能就是被认定为这种情况。

以前前面老师在急诊遇见过一些自杀的患者，他们因为各种原因，比如家庭生活困难，不堪重负跳楼了。陆医生他们整个急诊部全部动员起来，花几天时间把患者抢救回来。结果患者但凡能动了，又跑到楼上跳下来。这种情况也反映了一个社会救助的问题。三国乱世里面肯定存在各种各样的问题，这个故事在小说里面被夸张地演绎了，其实一是表达诸葛亮口才好，二也是反映王朗本身气量小和行事比较恶劣。所以这个问题不是能不能救回来，现代只要不是特别严重的车祸外伤，救回来的概率还是很大的。但是问题是什么呢？你把他救回来以后，他还能不能再活下去？自己有没有活下去的信念？这是另外的问题，这涉及的不仅仅是生理上的治疗，还涉及心理和社会的多方面问题。所以为什么世界卫生组织规定一个健康的人既要身体健康、心理健康，同时也要有独立的社会能力。

学生提问：于禁他本身是曹操手下的一员猛将，但是他并不是一开始便跟着曹操四处征战，也就是说中间有一个易主的过程。后来等曹丕登上帝位后，曹丕命人画了一幅壁画，壁画上面就记录了于禁打仗败给关羽的事情，并且命令于禁去观看这个非常屈辱的画面。结果于禁看完壁画后，就越想越气，最后愤懑而亡。然后我就联想到了，我们常说女子容易幽怨、抑郁、生气，那如果男子遇到这种情况，他心里有苦也没办法跟人说，这是不是一种肝郁的症状？像他这种情况适用于逍遥丸吗？

老师科普：这个问题用现在的话讲还是挺有意思的。皇上跟大臣有过节，于是把黑历史的相关材料弄出来放给你看。这个事情让于禁气不打一处来，再加上古代的将军非常重视自己的气节和名誉，所以最后可能就成了他的一个心病。我觉得于禁他肝气郁滞的症状肯定有所表现，因为这个（兵败投降）可能是他作为战将一辈子的耻辱，并且皇帝用这种形式把他的黑历史捅了出来，他肯定受不了，肝郁是肯定有的。

他的情况适不适合用逍遥丸，这个问题问得很好，理论上讲肝气不舒是可以用逍遥丸的。但这个其实不仅仅是用药的问题，更是中药剂型的问题。那回到我们中医传统，中医老八剂分别是丸、散、膏、丹、酒、露、汤、锭。其中，汤者，荡也，去大病用之。当病人症状比较重，指标比较高，病情比较典型的时候应该用汤药来论治。所以真要是治他这种情况，那得更厉害的柴胡疏肝散加味。逍遥丸的话，调理用更适合一点。

这个问题就像以前国医大师周仲瑛教授（简称周老）讲的，药的量和证不相称，药的效果就不行。你看人家最后都气死了，他这口气不是一般的。你拿逍遥丸的话，我估计起效至少得两三倍的剂量。而且书中也没有提到于禁的身高，说不定也是很高大的九尺男儿。那用现在的话讲，给药应该参考人的体表面积和体重，说不定剂量还得翻个五六倍。所以我觉得这个地方给我们现在的思考还在于，医生遇到这种病人适合开逍遥丸吗？还是要考虑药物干预的情况。如果这个病人的程度已经很重了，那再用丸剂就太缓了，用汤剂是不是更适合一点？我觉得这个问题问得很好，让我们在中药剂型的选择上也产生一些思考。

老师回答：其实在临床上男性得郁证是多于女性的，考虑到男性遇到困难，疏解方式比较单一，一般不会像女性一样选择哭泣，或者选择和别人唠叨，从而把这些难过的事抒发出去。而对于禁来说，像这种特别屈辱的事更是在他内心挥散不去，长年累月后积久成病，这其实算一个心理上的问题。在临床上我们也经常能看到这样的男性患者，开药的时候用前面老师讲的这种柴胡疏肝散，包括逍遥丸也是比较多见的。

我不知道于禁发生这个事的时候大概处于什么年龄阶段、多大岁数，男性的话如果上了年纪，比方说超过四十岁，他们出现肝郁症状的情况会比年轻的时候更多一点。男性的肝气一般在年轻的时候抒发太多，很多人在年纪大了之后就会出现肝气收藏不足的这种状态，所以就会有这种郁而不发的表现。

刮骨疗伤

原文节选

公袒下衣袍，伸臂令佗看视。佗曰："此乃弩箭所伤，其中有乌头之药，直透入骨，若不早治，此臂无用矣。"公曰："用何物治之？"佗曰："某自有治法，但恐君侯惧耳。"公笑曰："吾视死如归，有何惧哉？"佗曰："当于静处立一标柱，上钉大环，请君侯将臂穿于环中，以绳系之，然后以被蒙其首。吾用尖刀割开皮肉，直至于骨，刮去骨上箭毒，用药敷之，以线缝其口，方可无事。但恐君侯惧耳。"公笑曰："如此，容易！何用柱环？"令设酒席相待。

公饮数杯酒毕，一面仍与马良弈棋，伸臂令佗割之。佗取尖刀在手，令一小校捧一大盆于臂下接血。佗曰："某便下手。君侯勿惊。"公曰："任汝医治，吾岂比世间俗子，惧痛者耶！"佗乃下刀，割开皮肉，直至于骨，骨上已青，佗用刀刮骨，悉悉有声，帐上帐下见者，皆掩面失色。公饮酒食肉，谈笑弈棋，全无痛苦之色。

须臾，血流盈盆。佗刮尽其毒，敷上药，以线缝之。公大笑而起，谓众将曰："此臂伸舒如故，并无痛矣。先生真神医也！"

选自《三国演义》第七十五回：
关云长刮骨疗毒　吕子明白衣渡江

科普问答

学生提问： 这个就是我们非常熟悉的刮骨疗伤的故事，文中对于治疗过程的描写非常细致。关羽打仗的时候受了箭伤，由于那个箭上带了乌头毒，中毒之后整个手臂都变得又青又肿，并且也动不了。华佗就直接剖开关羽的皮肉，把骨头给暴露出来，然后再用刀去刮掉骨头上的箭毒，敷药后再缝合他的伤口，整个操作其实和现在的外科手术过程很像。看这段原文的时候，我不知道这当中是夸张的成分比较多，还是说确实有一些中医知识在里面，所以就想让老师们解答一下我的疑问。首先，中毒之后骨头真的会变青吗？

老师科普： 书里面讲到这个乌头，其实乌头毒有很长的使用历史，不仅仅中国人用它，印第安人也用乌头毒，国外最早都是把乌头涂在箭上以便去射杀动物。参照这一段原文，我们可以知道中国人很早就把乌头毒用到战争上了。至于刚才讲的这个骨头上是不是发青，说实话现在很少能看到这种冷兵器的毒箭伤，所以我们也没有这个机会看到乌头进入体内以后是不是真的呈现这种青色。

但很多古籍里面都会提到人中毒之后会发青发黑，这段描述还是非常仔细的。乌头毒我们没有研究过，也许是乌头提取出来的毒素本来就是青色，所以他会说进到骨头的时候会变成青色。

老师回答：他这个乌头毒我们没有涉猎过，但是这个毒通过箭射进去，一定是选择油浸剂。它不会是液体，是油状的涂抹在上面的，所以它可以直接透入骨头中。进到骨头里了以后，它会非常快地浸润到组织里面去。所以华佗会选择这种方法直接打开他的手臂，然后进行局部清扫，我们现在叫做清扫，过去可能就叫做刮骨。那至于是不是直接在骨头上面刮，这也不明确，但它肯定有一层清扫，把这些毒素都处理干净。

学生提问：第二个问题，如果我们三国时候就能做这样的外科手术了，那中医外科应该是非常厉害了，远超西方外科历史几百年。那为什么后来中医外科没能像中医内科那样充分发展呢？

老师科普：为什么中医外科没能像内科那么广泛发展？其实到华佗这儿是个分水岭，原文里面对于华佗动手术的描写非常仔细，跟现在的外科（手术）操作基本一样：打开手臂，清扫创面，刮了骨头以后，还敷药加速伤口愈合，达到敛疮生肌的作用，紧接着再用线缝合。如果从那个时候没有断，发展到现在可能中医外科就很领先了。但是就这么一个，用我们现在的话讲叫学科带头人，因为治疗头风病被曹操给囚禁斩首了，甚至《青囊书》也失传了，这也导致我们外科学没能够很好地发展。所以咱们有些专家老师也开玩笑说，这是古代的最强医闹，患者把专家给斩了，导致整个学科没发展起来。但是从另外一个方面讲，中医内科的发展，确实也比较符合中国的社会认知和人文特点。因为大家知道中国古代封建时代的礼节很重要，尤其是男女授受不亲。给皇亲国戚比如女性贵族搭脉的时候，都需要悬丝诊脉，医生不能直接接触娘娘的凤体。种种限制也注定了中医没有走上外科的道路。而且，古代也讲究身体发肤受之父母，安能动焉？搭脉有时候都不行，更何况还让医生在病人身上动刀，对吧？再加上那时候麻醉和消毒技术不到位，这就导致中医最终一定会走上以内科为主的道路。

中医的基础理论科学是黑箱论和控制论，黑箱论就是人体是个黑箱，不把它打开，把它打开就是白箱，就是外科了，甚至走到了分子阶段，是还原论了。中医学是黑箱理论、系统论加控制论，在不打开黑箱的情况下，输入一个变量，再看输出的变量，通过外界变化来判断里面的变化，中医学有意或者无意中使用了这种科学办法。结合封建时代的背景，在不方便打开人体甚至不能接触的背景下，中医主要还是靠着"司外揣内"的黑箱理论去发展，所以也势必走向中医大内科的道路。

老师回答：华佗可以在关羽身上动这一刀，很大一个原因是关羽在军中，社会文化对人的约束性在军队里面会比较弱，这个和前面老师讲的一样，还是需要考虑到整个社会大背景的问题。但是我们中医里面的外科还是有一些独到的治疗方案，比方说正骨和小针刀都做得不错。实际上中医外科还是有发展，比如剖开这个腹面，在腹腔里面操作的这种手术做得很少。

学生提问：第三个问题，华佗给关羽做完手术之后，华佗叮嘱关羽百日才能康复，其间不要过于动怒操劳，就相当于我们现在说的伤筋动骨一百天。就想问问老师，一百天这个数字是怎么来的呢？

老师科普：伤筋动骨一百天这个是老话，那从体质学的角度来说，无论病理性体质或者是生理性体质都是可以调理的。国医大师王琦老师讲九种体质里面的特秉质就是对某些东西过敏，通过中药丸剂或者汤剂调理，至少也要三个月才能改变体质。体质改变了，病人的症状自然也就缓解了。病理性体质更是这样，也有一个康复周期，一般都讲伤筋动骨一百天，但是这个一百天怎么来的具体也没考证过。一百天换算下来也差不多是三个多月，外伤破坏了肌肉组织，等它恢复到原始状态，等到局部淤血全部消散，那确实也要三个月左右。

老师回答：像这个讲的伤筋动骨一百天，我觉得可能是中医里面的一个经验，是很多医生对这个骨外伤进行观察，最后总结出来的规律。我们没有跟西医进行对比，比如细胞修复、皮肤组织修复大概需要多长时间。但总的来讲，应该是需要一百多天患者才能全部都恢复好。

中国麻药

原文节选

华佗与麻肺散

歆曰："华佗字元化，沛国谯郡人也。其医术之妙，世所罕有。但有患者，或用药，或用针，或用灸，随手而愈。若患五脏六腑之疾，药不能效者，以麻肺汤饮之，令病者如醉死，却用尖刀剖开其腹，以药汤洗其脏腑，病人略无疼痛。洗毕，然后以药线缝口，用药敷之，或一月，或二十日，即平复矣。其神妙如此！"

选自《三国演义》第七十八回：
治风疾神医身死　传遗命奸雄数终

科普问答

学生提问：传说华佗发明了麻沸汤，就相当于现在西医动手术的麻药。文中对麻肺散（麻沸散）的作用描述也很详细，比如令病者如醉死，可见患者陷入了一定程度的昏迷状态。另外这个药汤还可以用来洗脏腑，让病人感觉不到疼痛。所以想就这个问题请教一下老师们，猜一猜这个麻沸散可能是由哪些药物组成的？曼陀罗花是不是麻沸散的主要成分？

老师科普：华佗作为一个外科专家，麻醉病人估计也是他的必备技能，传说华佗发明了麻沸汤。后来曹操找华佗看头风病，华佗要给曹操做开颅手术，但是曹操不相信他，觉得华佗要害死他，所以最后把华佗关起来处死了。本来华佗把自己的毕生所学《青囊书》交给狱卒，但是狱卒的老婆害怕惹祸上身，于是烧掉了《青囊书》。这也导致我们没有办法去考证麻沸散的来源和组成。但是后来也有一些关于麻沸散组成的散佚版本，有的说是羊踯躅，有的说是曼陀罗花，等等。理论上讲，这些药都具有一定的麻醉效果，但是我们也不清楚药里面具体的起效成分是什么，具体用到什么剂量才能起作用也值得进一步研究。像传统的针灸麻醉，当年在中国也是非常出名的，今时今日还有上海的一些专家团队在做研究。其实麻醉方案有很多，最主要的还是要减少患者的痛苦。

老师回答：文中关于麻沸散的描述非常详细，我们其实就可以判断这件事情的真实度很高。这种情况就和刮骨疗伤一样，小说叙述得越详细就说明作者的素材越多，那这些素材很可能就来自医生的真实经历。文中对麻沸汤的使用分为了两种情况，一种是口服饮用，另一种是以药汤洗其脏腑，也就是外敷的麻醉。至于曼陀罗花是不是可以真正使人完全麻醉，服用多少量才是一个安全剂量，现代有很多人都在做这方面的研究。实际上曼陀罗花的麻醉效果（消失）是非常快的，而且这个麻醉的作用是比较弱的，所以很多人用曼陀罗花麻醉完了之后，疼痛指数仍然会增加。所以华佗还会用药汤洗其脏腑，就是开腹的时候对脏腑也进行麻醉。类似于现在肿瘤医院里面做化疗这种情况，医生也会采用化疗药物进行腹腔灌注，可以有效地控制癌细胞的扩散。总体来说的话，现在有很多麻药可以代替曼陀罗花，麻醉的时间和强度都要更好。曼陀罗花长得也比较有趣，它呈倒垂状，像个小喇叭一样。如果有人站在曼陀罗花下面，哪怕稍微闻一闻都可能被轻微地麻醉了。但曼陀罗花的麻醉效果就是来得快，去得也快，这也是植物药的一种特性。

疾病预测

原文节选

华佗奇闻

"一日，佗行于道上，闻一人呻吟之声。佗曰：'此饮食不下之病。'问之果然。佗令取蒜齑汁三升饮之，吐蛇一条，长二三尺，饮食即下。广陵太守陈登，心中烦懑，面赤，不能饮食，求佗医治。佗以药饮之，吐虫三升，皆赤头，首尾动摇。登问其故，佗曰：'此因多食鱼腥，故有此毒。今日虽可，三年之后，必将复发，不可救也。'后陈登果三年而死。又有一人眉间生一瘤，痒不可当，令佗视之。佗曰：'内有飞物。'人皆笑之。佗以刀割开，一黄雀飞去，病者即愈。有一人被犬咬足指，随长肉二块，一痛一痒，俱不可忍。佗曰：'痛者内有针十个，痒者内有黑白棋子二枚。'人皆不信。佗以刀割开，果应其言。此人真扁鹊、仓公之流也！现居金城，离此不远，大王何不召之？"

选自《三国演义》第七十八回：
治风疾神医身死　传遗命奸雄数终

学生提问：谢谢老师，接下来的故事都是关于华佗救人的事迹，非常有传奇色彩。有病人患了吃不下东西的怪病，华佗诊病之后开了蒜齑汁作为药方，结果病人吐出来一条蛇。我猜想这个蛇是不是类似于绦虫这样的寄生虫呢？因为古人对微生物的认识相对不足，可能绦虫的外形长长的，很像蛇，所以就说吐蛇一条。第二个故事是关于华佗治疗太守陈登的故事，陈登的症状包括食难下咽，并且面赤烦躁。文中没有记录陈登吃了什么药，只记录陈登服药后吐出来一种类似于虫子的东西，并且虫子的头是红色的，还能够首尾摇动，仿佛是活物。华佗解释这种怪病的病因是水产吃得太多，我猜测是不是河鲜、海鲜里的寄生虫没有处理干净，结果进入了人体。并且华佗还预言陈登以后会复发怪病，结果几年之后陈登果然还是逃不掉死亡的命运。我觉得这个故事也非常有趣，想请教一下两位老师，怎么看待这两个诊疗故事？

老师科普：你的推测很有道理。虽然文章讲吐蛇一条，但不一定真正是一条蛇，有可能就是一种比较长的寄生虫，毕竟以前北方人还习惯把蛇叫做长虫。所以像这种比较长的，有可能是绦虫。现代研究也提到了生鱼片里面可能就有肝吸虫。文中提到华佗能够评估患者病情复发，这个细节也反映他治疗这方面的疾病非常有经验。虽然《三国演义》作为小说可能有一些文学加工的成分，这个桥段就有点类似扁鹊见齐桓公，夸大了华佗的本领，但还是足见当时社会对这种疾病有一定认知和治疗办法的。

老师回答：像绦虫这种虫类一般都会有吸盘。华佗为什么要用蒜汁治病呢？蒜汁吃下去可以让绦虫的吸盘失去吸力，有利于病人把虫子吐出来，能够吐出来的寄生虫基本上都是成虫。如果有什么东西病人吐不出来，并且几年后还会导致病人死亡，那极有可能就是寄生虫的虫卵。如果想要打（掉）虫卵的话，可能还要用泻法，但是文章里面也没有提到华佗用泻法治疗。按照文中病人三年而亡的情况，极有可能虫卵三年后长大了，接着进入病人脑子里面。等到这种情况，医生就没有办法用吐法或者泻法进行治疗。而且华佗治病的取材也非常保守，文中只提到了蒜齑。现在的话，我们知道很多中药都具有驱虫的作用，比如使君子、雷丸，还有肥皂水能够刺激绦虫的吸盘失去吸力，从而起到催吐驱虫的效果。

学生提问：谢谢老师们的解答。后面这个故事就更加离奇了，传说有人眉间长出一个肉瘤，而且奇痒无比，华佗把它割开之后，从肉瘤中飞出一只黄雀。

另外还有一个病人，他被狗咬伤后长出了两个肉瘤，一个肉瘤感到痛，另外一个肉瘤感到痒。华佗把会痛的肉瘤切开后发现里面有十根针，痒的肉瘤切开后有黑色和白色的两个棋子。之前的虫我还能稍微理解，但是这个飞雀、针和黑白棋子，我实在是想象不出这是什么样的病，想听听两位老师是怎么理解这些故事。

老师科普：这些故事确实带点神话色彩。反正从现在的认知上讲，像肉瘤割开以后黄雀飞出可能是有点夸张，但是像被狂犬咬伤，狂犬病毒发作更加常见一些。狂犬病的潜伏期很长，往往隐藏多年才会发病。传播狂犬病的动物以狗为主，还有猫、老鼠、蝙蝠等动物。像他讲的出现这种长肉两块，一痛一痒，里面有针和黑白棋子，肯定也是当时人们对疾病症状的认知。像临床上有一些鸡眼了，或者伤口没有愈合好，它里面存在很多细小创面，这种情况可能比较接近书中的描述。但是理论上讲，我们觉得今时今日被狗咬伤后最需要预防的问题还是狂犬病。因为狂犬病还属于不治的病，一旦发病主要就是畏光、恐水、怕风等症状，而且还有高热、出汗等问题，在急诊的时候可能会遇到这种病人。

失传医书

原文节选

华佗与《青囊书》

华佗在狱，有一狱卒姓吴，人皆称为"吴押狱"。此人每日以酒食供奉华佗，佗感其恩，乃告曰："我今将死，恨有《青囊书》未传于世。感公厚意，无可为报，我修一书，公可遣人送与我家，取《青囊书》来赠公，以继吾术。"吴押狱大喜曰："我若得此书，弃了此役，医治天下病人，以传先生之德。"佗即修书付吴押狱。吴押狱直至金城，问佗之妻取了《青囊书》回至狱中，付与华佗检看毕，佗即将书赠与吴押狱。吴押狱持回家中藏之。旬日之后，华佗竟死于狱中。吴押狱买棺殡殓讫，脱了差役回家，欲取《青囊书》看习，只见其妻正将书在那里焚烧。吴押狱大惊，连忙抢夺，全卷已被烧毁，只剩得一两叶。吴押狱怒骂其妻，妻曰："纵然学得与华佗一般神妙，只落得死于牢中，要他何用！"吴押狱嗟叹而止。因此《青囊书》不曾传于世，所传者止阉鸡猪等小法，乃烧剩一两叶中所载也。

选自《三国演义》第七十八回：
治风疾神医身死　传遗命奸雄数终

科普问答

学生提问：华佗的最后一个故事是关于《青囊书》的，华佗本打算给曹操进行外科手术治疗头风病，但是被多疑的曹操下令杀死。华佗临终时把一生心血《青囊书》交给了关他的狱役，希望狱役能继承他的医术悬壶济世。但是最终《青囊书》被狱役的妻子烧掉了，狱役本来因为这事对他的妻子非常生气，前去质问他的妻子为什么那么做。但是他的妻子反而说，就是因为华佗医术太过高明所以才会被曹操所杀。这好像有一点技术有罪论的这种感觉，就是你没有这个本领就不会遇到这种事情。于是我就有了这么一个疑问，华佗被杀到底是曹操多疑的错，还是华佗医术太高的错？第二个问题是，如果我是华佗，我该怎么和曹操进行医患沟通，才能让他接受手术方案？第三个问题是我们能不能结合华佗的生平事迹，推测一下《青囊书》可能包含了哪些中医知识？

老师科普：我们回过头看，他医术精妙肯定是没有错的。历史上很多专家评述过华佗之死，当然也包括一些中医师，华佗之死是必然，为什么呢？他如果真的是医术很精妙，能治这个病，他说治不了，那曹操说你得死，为什么你能治你不给我治？但如果他说这个病能治，曹操不信任他，认为华佗想杀他。在那个封建时代，领导专权，说你该死你就该死。所以从这个方面也是反映了御医难当，并不是说医患沟通的问题，御医和领导之间就没有医患沟通。华佗如果要想活着，可能大隐隐于市，不去做御医，留在民间行医的可能性才更高一点。并且《三国演义》里面记载曹操本身就生性多疑，他就不相信别人，这个也是很难的。中医传统讲不信医者不治。他都不相信你，你何必去治？这也是一个问题。所以我觉得华佗之死确实是个千古死局，就算我们穿越回去也沟通不好。所以在这里面其实我们觉得并不体现医疗本身的问题，而是体现医疗以外的一些事情，包括职业生涯规划。到底有水平的医生是去做御医好，还是像孙思邈一样大医在民间？因为孙思邈是典型的推脱而不就，皇帝几次请他去做御医他都不去，最后他还是选择给老百姓看病。

华佗被称为三国时期的建安三名医之一，张仲景写了《伤寒杂病论》，华佗写了《青囊书》，还有一个是董奉。另外华佗有两个弟子非常出名，一个叫吴普，华佗传给他五禽戏，他再传给老百姓。用现在国家体育总局的话叫做健身气功，五禽戏有很好的健身保健作用。另外一个弟子就是左慈，左慈有一张非常有名的传世的方子，叫做耳聋左慈丸。耳聋左慈丸专门治疗耳聋耳鸣，在六味地黄丸基础上加了灵磁石、柴胡。所以另一方面觉得带徒弟确实很重要，人家讲很多历代名家留在世间就是一本书，或者是一张方子，这也是我们中医学科的一个特色，可能人不在，但是留了一张方子治病救人，但很可惜麻沸散没留下来。但是今时今日外科的发展很快，我们有更多的麻醉方案。据说《青囊书》原书已经失传，后来又有很多假托《青囊书》之名的再版书作，但是我们觉得这些版本不一定可靠。像我们学校南京中医药大学的中医药文献研究所，成立了一个"青囊读书会"，专门讨论一些小众的、主流中医不是特别关注的内容，我们觉得这个其实也很好。

老师回答：我觉得这个里面可以肯定的是华佗是个超级有自信的人，他对他自己的医术、技能、水准都非常有自信。这个是我们医生必要的职业素养，我们对自己的医术要有自信。第二个就是他在医患沟通过程当中遇到的问题，以前没有现在这种医院里给患者的医患沟通书。而且他没有把手术的成功率讲清楚，比方说我能给你大概百分之多少的（成功的）可能性。而且以前都是属于像黑箱一样，没有办法判断它到底是不是这么一个问题，所以他必须要采取这个方式。它里面还残存着很多可能性。我通过开颅以后再来观察，但他找错了对象，所以这个就说明他过于自信，但是从医生来讲的话是需要这种精神的。

香药妙用

原文节选

薤叶芸香除瘴气

老叟曰："此去正西数里，有一山谷，入内行二十里，有一溪名曰万安溪。上有一高士，号为'万安隐者'，此人不出溪有数十馀年矣。其草庵后有一泉，名安乐泉。人若中毒，汲其水饮之即愈。有人或生疥癞，或感瘴气，于万安溪内浴之，自然无事。更兼庵前有一等草，名曰'薤叶芸香'，人若口含一叶，则瘴气不染。丞相可速往求之。"

选自《三国演义》第八十九回：
武乡侯四番用计　南蛮王五次遭擒

学生提问： 文中提到诸葛亮带兵打仗的时候路过四川一个地方，部队遇到了林间瘴气这个难题。诸葛亮为了解决这个问题就求助了当地的奇人异士，对方让诸葛亮部队的每个人都含一片薤叶芸香在舌下。根据一些文献考证，薤叶芸香是香茅草的可能性很大。但是这个和现代对香茅草的认识又有一些出入，平时香茅草作为香料使用的情况更多。我们防疫的时候更多会用苍术艾草，所以就想问问老师香茅草是否真的如文中所说有避疫的作用？

老师科普： 这个故事其实还是挺有意思的。其实中医对中药的认知是很特殊的，按照中医理论，花、叶、皮、根、茎、籽各有其作用。比如讲籽，籽本身就是植物繁殖的一种方式，所以很多籽类中药有补肾的作用。花的话，宣发理气的作用更明显一些，比如绿梅花、玫瑰花等。根茎的话，很多都有温通经脉的作用，像桑枝、桂枝等。还有一类，中医会按照颜色去认识中药，中医传统认为这个五脏对应五色，比如红色的有补血养心的作用，绿色的有柔肝养阴的作用，黑色的有补肾解毒的作用等等。还有一类认识中药的办法，就是传统讲的蛇药，（毒蛇出没之处）七步之内必有解药。薤叶芸香生长在瘴气很重的地方，它里面一定是有能对抗这种环境的成分。所以古人也发现这样的情况，比如像浮萍长在水里，那它利水的作用就比较强。所以文中讲有这样一个药能治疗当地的毒瘴气，我们觉得可信度还是很高的。

但是实事求是地讲，我们也没有用过薤叶芸香这个药。香茅现在在云贵地区使用得比较多，比如大家去饭店里面点菜能点到香茅鱼。但它有没有防疫作用呢？从中医医理上讲，但凡芳香类的药大部分都有芳香避秽的作用，只是作用或强或弱的问题，这个还需要进一步做药物成分或者药理学的研究。而且这个药的使用方法也很有意思，它发挥药效的方式是含在人的嘴巴里。用现在的话讲，这属于靶点给药，就像很多中药口罩（内层附带中药成分的口罩）就是通过对口腔、鼻腔形成主动保护来预防很多呼吸道疾病。所以香茅叶具有防疫作用还是比较可信的，小说也是源于生活、取材于生活的。

老师回答：像很多搞文学的老师或者搞医史文献的老师做这种研究比较多，就是考据小说里面的一些中医药的使用情况是否符合当时的切实情况。我个人觉得在《三国演义》这本书里，中医药的使用情况和实际情况相差不大。除非像《西游记》这一类演绎的，具有神话小说性质，会夸大药物的效果，比如吃蟠桃、人参果能多活好多年。

像《三国演义》这种小说只可能在人物形象及故事情节上进行夸张演绎。这种医药类的（知识）作者一般不会随便乱改，能写上去的中药一定是当时基本上都存在并且使用的，反映了当时一个普世的认知。

奇法解毒

原文节选

粪汁解毒

妻曰："催性不测，况今两雄不并立，倘彼酒后置毒，妾将奈何？"汜不肯听，妻再三劝住。至晚间，催使人送酒筵至。汜妻乃暗置毒于中，方始献入。汜便欲食，妻曰："食自外来，岂可便食？"乃先与犬试之，犬立死。自此汜心怀疑。一日朝罢，李催力邀郭汜赴家饮宴。至夜席散，汜醉而归，偶然腹痛。妻曰："必中其毒矣！"急令将粪汁灌之，一吐方定。

选自《三国演义》第十三回：
李催郭汜大交兵　杨奉董承双救驾

学生提问： 李傕和郭汜两个人是敌对关系，但是郭汜对李傕没有防备之心。郭汜的夫人为了让他对敌人提高警觉，就在李傕请郭汜吃饭之后，在郭汜的酒中下毒，最后用粪汁为其解毒。可能粪汁有催吐的作用，郭汜吐了之后，腹痛的症状果然减轻了很多。我感觉这个办法非常神奇，从来没有听说过，所以想问问老师粪汁是不是真能解毒？另外一个问题，有一类中药其实都是动物排泄物，比如蝙蝠的排泄物夜明砂，兔子的排泄物望月砂。想问问老师这类中药一般都有什么作用呢？

老师科普： 这个事情其实还很值得讲的。话说回来，早在《本草纲目》里就记载有粪便的治疗作用，历代古籍里面都有金汁的记载，金汁确实具有解毒的作用，像这样的中药其实有很多。像《本草纲目》里面有 80% 的中药都是草药，所以中药又叫本草。但是有一部分中药属于矿物药，像寒水石、海浮石、玄明粉等等。还有一类是虫类药，像蝎子、蜈蚣这些全虫等等。还有一类就是排泄物，这种其实被大家忽略了。

我在学校这么多年，每次上科研设计课的时候都会举这个金汁的例子，非常能引起同学们对中医药科学性的思考。如果你一听到排泄物就觉得是毒物或者废物，认为中医药都不科学，你还搞什么中医药的科研设计？我以前和前面老师也交流过，我们认为古代人其实非常有科学探究的精神，因为古人治病，时刻都怀揣一颗赤子之心。他们为了能找到这个病的解药，什么都去尝试，甚至包括排泄物。而且这里面有一个科学思维，透过表象看到真相，他并没有把排泄物就归为毒物或者是废物。如果排泄物真要是废物，那为什么尿液粪便浇到地里，庄稼还能长大呢？当时我在博士班讲这个例子的时候，有同学提出来这是氮磷钾肥。氮磷钾肥是不错的，那有没有除此之外别的成分呢？而且就算只是氮磷钾肥，补钾也可以治疗低钾血症。何况除此之外，粪便本身是个复合成分，很多成分都存在药用价值，那我们怎么把有效成分提取出来？

所以当年我给同学们讲了很多次如何炮制人中黄。我们的科研假说是假设粪便里面有一种药用成分能解毒，我们的问题是怎么把成分提取出来。古人的方法就是找一个刮去竹青的竹筒，里面装满甘草粉，竹筒两端用布包好，再用松香封口，立冬前浸入粪坑中，等到立春的时候取出来。取出后用清水漂洗，洗完后劈开竹筒取出甘草，放到太阳下面暴晒到闻不到任何臭味，这样任务就完成了，古人最后就是这么得到的人中黄。人中黄能够治疗各种吐血、发斑，还有一些解毒作用。另外国医大师的医案里面有记载，童子尿能够治疗肺结核吐血，而且效果意想不到的非常好。

然后刚才讲的这个粪便的问题，你看中医里面它起了很好的名字，比如讲这个鹰的粪便（叫鹰矢白），这个喜鹊的粪便叫鹊矢白。现在我们发现就这些东西滴在车上是很常见的事，结果车漆那一块颜色就变了，怎么洗都洗不干净。想要洗干净还得买专门的清洁剂，搞不好车漆都得重做。所以可见它并不仅仅腐蚀性强，它的渗透力也很强。所以古人就用鹰矢白、鹊矢白作为美白的药物，用它来美白，效果很好，也能专门治疗尘面、黄褐斑。那兔子的粪便，古人观察到兔子白天不吃自己的粪便，反而晚上就开始吃粪便。所以古人给兔子的粪便起了一个很经典的名字，叫做望月砂。另外，蝙蝠一般都在夜间飞行，古人觉得蝙蝠晚上也能看到东西，所以把蝙蝠的粪便叫做夜明砂。现在我们知道蝙蝠晚上能看到东西是因为超声波定位。通过现代药理研究，我们发现兔子白天的粪便确实和晚上的粪便不一样，软便里面有很多可以吸收的东西，兔子可以吃了重新吸收。这个事情还是很有意思的，所以我觉得古人观察到的一些客观现象往往包含了大科学。而且这种科学思维非常重要，古人哪怕面对排泄物，仍然很客观地去挖掘这些东西有什么治病功效，这种精神就值得我们去深入学习。

养生抗衰

原文节选

黄忠老当益壮

云长既至，入见玄德、孔明。孔明曰："子龙取桂阳，翼德取武陵，都是三千军去。今长沙太守韩玄，固不足道，只是他有一员大将，乃南阳人，姓黄，名忠，字汉升，是刘表帐下中郎将，与刘表之侄刘磐共守长沙，后事韩玄，虽今年近六旬，却有万夫不当之勇，不可轻敌。云长去，必须多带军马。"云长曰："军师何故长别人锐气，灭自己威风？量一老卒，何足道哉！关某不须用三千军，只消本部下五百名校刀手，决定斩黄忠、韩玄之首，献来麾下。"玄德苦挡，云长不依，只领五百校刀手而去。孔明谓玄德曰："云长轻敌黄忠，只恐有失，主公当往接应。"玄德从之，随后引兵望长沙进发。

却说长沙太守韩玄，平生性急，轻于杀戮，众皆恶之。是时听知云长军到，便唤老将黄忠商议。忠曰：

"不须主公忧虑。凭某这口刀，这张弓，一千个来，一千个死！"原来黄忠能开二石力之弓，百发百中。言未毕，阶下一人应声而出曰："不须老将军出战，只就某手中定活捉关某。"韩玄视之，乃管军校尉杨龄。韩玄大喜，遂令杨龄引军一千，飞奔出城。约行五十里，望见尘头起处，云长军马早到。杨龄挺枪出马，立于阵前骂战。云长大怒，更不打话，飞马舞刀，直取杨龄。龄挺枪来迎。不三合，云长手起刀落，砍杨龄于马下，追杀败兵，直至城下。

选自《三国演义》第五十三回：
关云长义释黄汉升 孙仲谋大战张文远

科普问答

学生提问：想和两位老师讨论一下黄忠老当益壮的问题，原文中描述黄忠在年近六十岁的时候仍然力气很大，甚至能开二石的弓。一石就是一百二十斤，二石就是两百四十斤。而且他射箭技术很高，可能就是参加奥运会都能拿冠军的水平。所以想问问老师，如果我们通过一些中医养生方法是不是达到黄忠这样的身体素质？

老师科普：从中医养生的角度来说，只可能帮助人们延年益寿，并不能通过养生习惯让人像黄忠一样特别强壮。原文描述黄忠快到六十岁了还有万夫不当之勇，还能开两百四十斤的弓箭，还能百发百中，这眼神和体力也不是一般人，说明黄忠本身就是奥运冠军的身体素质。并且黄忠平时在部队里面，行军打仗是家常便饭，这也促使他精勤不倦地锻炼。所以黄忠这个例子是很特殊的，这不能完全说是中医养生的成果，这是黄忠他先天体魄和后天锻炼的综合体现。但是我们能够知道的是，脾主四肢肌肉，从这个方面来看黄忠的脾胃功能应该是很好的。

学生提问：谢谢老师的解答。中医养生有静养生和动养生两部分，想请老师们谈谈这两者的区别。

老师科普： 其实古籍里面并没有特别强调静养生和动养生，也是到了现代医学把中医养生当做一个独立学科研究的时候，大家才逐渐来划分动养生和静养生。现代医学里面可能更讲究动养生，其实古籍里面也提到了"流水不腐，户枢不蠹"，人五劳七伤里也包括久卧伤气，久坐伤肉。人的气血其实处于循环往复的过程，我们需要适当活动，特别要强调度的重要性，否则过犹不及。像现在很多职业运动员，他的身体其实是损耗的状态，特别是长跑或举重的运动员，还是有很多身体损伤的情况。所以养生的特点可能还是在度的问题，静也是这样。静也不是说人一直躺着完全不动，或者是一直坐着不动，久坐了以后也要适当活动。像大家平时看电脑、平板、电视比较多，看久了以后也对身体不好。所以动和静其实真正区别还是在于度的问题，过犹不及，还是要适度把握，既不能太劳累，也不能太安逸不动。

老师回答： 我觉得中医的这个静养生和动养生实际上就是阴阳图的一个体现。那所谓动和静之间就是一个阴和阳的问题，你说这两者有区别吗？当然有区别的，一个动一个静，但是这个是随着我们年龄的变化而不断地变化的。比如年轻人他生性就是好动的，你让他静下来，这是不太可能的，但是在动的过程当中应有适当的静，它存在一个比例的问题，适当的静反而可以平衡过动的这种性能，让这个心气能平静下来。

那么老年人也是的，他过多的是静，而少的是动，所以他必须也要有动，这样才能让气机运转，所以它是动中有静、静中有动的这样一个过程，而且随着年龄不断地变化，从年轻到年老，动静有一个比例变化的过程。那年轻的时候偏动，逐渐地动会减少，偏于静。我们区分现在老年人的话，一般以 70 岁、65 岁（为界），这是我们认为的老年的一个状态。那么年轻的老年阶段是应该以动为主，以静为辅，那后面再大以后人的行动能力减弱，到 80 岁以后，实际上还是以静为主、以动为辅的。这个东西就特别凸显了我们中医上面的阴阳平衡问题。

学生提问：谢谢两位老师。

《水浒传》里的中医智慧

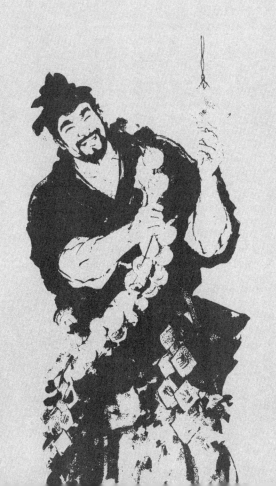

外用膏药

原文节选

鲁提辖挽了史进的手，便出茶坊来。鲁达回头道："茶钱洒家自还你。"茶博士应道："提辖但吃不妨，只顾去。"

两个挽了胳膊，出得茶坊来，上街行得三五十步，只见一簇众人围住白地上。史进道："兄长，我们看一看。"分开人众看时，中间里一个人，仗着十来条杆棒，地上摊着十数个膏药，一盘子盛着，插把纸标儿在上面，却原来是江湖上使枪棒卖药的。史进看了，却认的他，原来是教史进开手的师父，叫做打虎将李忠。史进就人丛中叫道："师父，多时不见。"李忠道："贤弟如何到这里？"鲁提辖道："既是史大郎的师父，同和俺去吃三杯。"李忠道："待小子卖了膏药，讨了回钱，一同和提辖去。"鲁达道："谁奈烦等你，去便同去。"李忠道："小人的衣饭，无计奈何。提辖先行，小人便寻将来。贤弟，你和提辖先行一步。"鲁达焦躁，把那看的人一推一跤，便骂道："这厮们挟着屁眼撒开，不去的酒家便打。"众人见是鲁提辖，一哄都走了。李忠见鲁达凶猛，敢怒而不敢言，只得陪笑道："好急性的人。"当下收拾了行头药囊，寄顿了枪棒，三个人转湾抹角，来到州桥之下一个潘家有名的酒店。门前挑出望竿，挂着酒旆，漾在空中飘荡。

选自《水浒传》第三回：
史大郎夜走华阴县　鲁提辖拳打镇关西

话里只说杨志同两个公人来到原下的客店里，算还了房钱饭钱，取了原寄的衣服行李，安排些酒食，请了两个公人，寻医士赎了几个杖疮的膏药贴了棒疮，便同两个公人上路，三个望北京进发。

选自《水浒传》第十二回：
梁山泊林冲落草　汴京城杨志卖刀

三个人行了半日，早是未牌时分。行到一个去处，只见人烟辏集，市井喧哗。正来到市镇上，只见那里一伙人围住着看。宋江分开人丛，也挨入去看时，却原是一个使枪棒卖膏药的。宋江和两个公人立住了脚，看他使了一回枪棒。那教头放下了手中枪棒，又使了一回拳。宋江喝采道："好枪棒拳脚！"那人却拿起一个盘子来，口里开呵道："小人远方来的人，投贵地特来就事。虽无惊人的本事，全靠恩官作成，远处夸称，近方卖弄。如要筋重膏，当下取赎；如不用膏药，可烦赐些银两铜钱，赍发咱家，休教空过了盘子。"
那教头盘子掠了一遭，没一个出钱与他。那汉又道：
"看官高抬贵手！"又掠了一遭，众人都白着眼看，
又没一个出钱赏他。

选自《水浒传》第三十六回：
梁山泊吴用举戴宗　揭阳岭宋江逢李俊

学生提问：今天跟各位老师来聊一聊关于《水浒传》中的中医智慧。《水浒传》主要描写的就是北宋时期以宋江为首的一百零八条好汉在山东梁山伯聚义的一个故事。虽然在名著《水浒传》中对中医描写不是很多，但足以证明在北宋时期中医学已相当成熟，也说明其对文学领域有深远的影响。

　　　　一部水浒全传，中医融入其间。

　　　　天人合一为本，阴阳平衡是源。

　　　　医国医人同理，精深精妙非凡。

首先，我们来看一下《水浒传》中的一些药物。膏药作为人们日常生活中比较常见的药物，在《水浒传》中也多次出现，比如说第三回、第十二回和第三十六回中都有提到过，包括筋重膏，还有棒疮膏，还有我们经常说的狗皮膏药。关于膏药，我有以下几个问题。我很好奇为什么在《水浒传》中卖膏药的都是在使枪棒？

老师科普：嘉艺提的这个问题，在古代典籍里都有记载，其实中医传统的老八剂（汤剂、丸剂、膏剂、散剂、露剂、丹剂、酒剂、锭剂）中的膏剂，本身分为内服膏和外敷膏，像我们现在讲的膏药大部分为外用膏药，所以外科用得比较多。外用膏大多数时候促进像筋伤、骨伤的愈合多一些。

而《水浒传》用现在的话说，属于暴力题材的作品，它里面本身（很多）是使枪弄棒的，膏药在里面出现很高频，因为动不动就会受伤，这里使用的膏药跟外科关系更大，于是在这个以武论英雄的著作里面，肯定跟枪棒联系比较多。就像《三国演义》里面的金疮药，基本上也都涉及外科，还有像刮骨疗伤这些。

学生提问：第二个问题是，在《水浒传》中提到的狗皮膏药真的是狗皮制成的吗？现在还有没有在使用？有没有替代品？

老师科普：在我们业内，很多外科专家指导的研究生是做这个研究的，就是关于膏药的一些替代品。现在很少有真正的狗皮膏药了，以前叫狗皮膏，确实是拿狗皮熬制的，我之前专门去研究过。因为有些膏，包括一些丹类的，比如红升丹、白降丹。有些熬制的东西里面含有一些腐蚀性成分或者金属性成分，拔毒生肌膏和敛疮生肌膏不太一样。

有些东西是要去疣的，比如去脚上的鸡眼，像鸦胆子之类的，放在一般的纸上是不行的，它容易坏掉，所以就专用狗皮做，皮相对厚一点，但后来狗皮膏药只是泛指。像现在很多中药膏剂，比如南医大二附院、江苏省中医院的青敷，有专门的对应的油脂，用来贴"伤一、伤二"

全称为"伤科一号、伤科二号"，为江苏省中医院骨科自主研制膏药，广泛运用于骨关节疾病的治疗，临床疗效良好。更进一步，比如南中医的附属药厂的止痛贴，像南星止痛贴，它有的是用巴布剂，可以保证透气性；有的像苯扎氯铵类的可以起到抗过敏的作用，有的还衍生出来防水的（功能）。就算是一些中医传统膏药，它主要的成分变动不大，但现在的剂型发展很快，用的辅料甚至可以衍生出不同的做法和功效，可以将一些药物成分直接加在材料中，这就又是材料学涉及的内容了。

老师回答：这个狗皮膏药最早真的是用狗皮来做的。它是用一种丹类的东西，就是现在讲的硫黄，以及像铅这类物质，置于高温中，所以一定要浸泡在小磨麻油里面，要浸泡三到七天，才能拿出来炼膏。

我们现在的狗皮膏药，通常叫做黑膏药，所谓的黑膏药炼制温度需要 260℃到 280℃左右，把其炼成了黑色的，当药汁炼制没了以后，就会变成一种非常黏稠的胶质，再将其挑落于狗皮之上。

那么，为什么之前要用狗皮呢？一个是因为它比较便宜，再来是因为它的延展性比较强，跟皮肤非常契合。将胶质挑在狗皮上之后，会形成一个形状，把它展开，粘在皮肤上面，它的贴合作用非常强。同时通过黑膏药的敷贴，疮面会生成一种跟氧气绝缘的空间，这样的话就不容易使细菌滋生，所以可以拿它来治疗创伤，控制感染。

那么现在比较多见的就是制剂，我们不叫狗皮膏药了，现在会做成像圈一样的东西，把膏提放在这个圈里面，再把这个圈贴在一些低敏的胶布上面，再跟皮肤贴合。比较突出的就是南星止痛贴、麝香止痛贴之类的。还有一种呢，会做得比较细密，通过药汁过滤以后，把汁液做成薄薄的一层，附着在膏面胶布上，再把这个胶布粘上。还有一种衍生的产品，就是我们现在所谓的三伏贴，三伏贴也是（把膏）挑落了一小部分，然后把它放在一个圈当中，在其四周用密封胶布贴在身上，从而起到一定的作用。所以是真的有这样一个东西，而且它的使用已经演化成现代医学的形态了。

学生提问：我也比较好奇现在膏药的使用部位，它主要是根据自身不适处来贴敷，还是依据一些穴位来判断的。比如老师刚刚提到的三伏贴，是怎么判断它贴在哪里呢？

老师科普：在《水浒传》的那个时代，算是冷兵器时代，刚才我们前面讲的骨伤、筋伤，一般是贴在伤处；比如扭、挫伤，比如我们现在附院的"伤一、伤二"，哪个地方有伤贴哪里，不讲究穴位。也有些是贴穴位的，比如像现在衍化出来的荣昌肛泰治痔疮，是贴在肚脐上；比如小儿脐贴是防止腹泻的，也是贴在肚脐上，通过神阙穴来达到治疗效果，在古代是有选穴的。

你刚才讲的三伏贴，不是严格意义上的膏药，它里面是一些特殊的药，比如像祛寒痰的白芥子，白芥子善治皮里膜外之痰，加细辛增加通络作用，然后再加甘遂利湿的，它一般主要成分是这些，专门治疗老慢支咳痰喘、顽痰。

三伏天（头伏、中伏、末伏）的庚日，是肺阳最旺盛的时间，中午的时候贴在华佗夹脊的肺俞上，可以去这个老痰、顽痰，而且一定要发点疱，这样相当于把湿气排出来。这种是有特定穴位的，还是有辨证的，所以三伏贴现在也扩大了使用范围，根据具体辨证来用。所以膏药的使用还是要根据具体病症，讲究辨病和辨证来论治，也有对应的穴位和处方。

学生提问： 那膏药除了治跌打损伤以外，还有没有其他的适用病症？

老师科普： 有内服膏，像我们内服的膏方也属于膏药的一种，比如秋梨膏是秋天润燥的，实际上更侧重于药食同源。我们还出过关于膏方的专著。（膏方）就是专门用来调补、养生或者治疗一些慢性病的，所以膏药还是要辨证看的，成分各不一样。

金疮药物

原文节选

看官听说，宋江是个文面的人，如何去得京师？原来却得神医安道全上山之后，却把毒药与他点去了。后用好药调治，起了红疤；再要良金美玉，碾为细末，每日涂搽，自然消磨去了。那医书中说"美玉灭瘢"，正此意也。

选自《水浒传》第七十二回：
柴进簪花入禁院　李逵元夜闹东京

却说水浒寨中，宋江先和董平上山，拔了箭矢，唤神医安道全用药调治。安道全使金枪药敷住疮口，在寨中养病。吴用收住众头领上山。水军头领张横解党世雄到忠义堂上请功，宋江教且押去后寨软监着。将夺到的船只，尽数都收入水寨，分派与各头领去了。

选自《水浒传》第七十九回：
刘唐放火烧战船　宋江两败高太尉

徐宁急待回身，项上早中了一箭，带着箭飞马走时，六将背后赶来；路上正逢着关胜，救得回来，血晕倒了。六员南将，已被关胜杀退，自回城里去了。慌忙报与宋先锋知道。宋江急来看徐宁时，七窍内流血。宋江垂泪，便唤随军医士治疗，拔去箭矢，用金枪药敷贴。宋江且教扶下战船内将息，自来看视。当夜三四次发昏，方知中了药箭。宋江仰天叹道："神医安道全已被取回京师，此间又无良医可救，必损吾股肱也！"伤感不已。吴用来请宋江回寨，主议军情大事，勿以兄弟之情，误了国家重事。宋江使人送徐宁到秀州去养病。不想箭中药毒，调治半月之上，金疮不痊身死。这是后话。

选自《水浒传》第九十四回：
宁海军宋江吊孝　涌金门张顺归神

学生提问：下一味药是《水浒传》中比较有名的金疮药，它有"美玉灭瘢"的说法。我对金疮药也是有一些疑惑，这个金疮药成分有哪些？传说金疮药中加入了龙骨，我比较好奇龙骨是什么药材，现如今是否还在使用？

老师科普：金疮药其实从它的使用角度来讲，大部分情况是专门为了促进创口愈合，有活血化瘀消斑的作用。从中医传统讲，有一大类叫敛疮生肌药，可能都是金疮药的主要成分。比如很出名的大家擦在脸上有美白作用的珍珠磨成的粉，敛疮生肌作用很强，用珍珠磨成的粉，用上去以后不但美白，而且能促进疮口收敛。这边的龙骨应该是传统认为的古人殷商时期占卜的这些牛骨龟甲，时间久了以后成为化石。古人认为龙骨有几个作用，在我们临床上经常用到煅龙骨和生龙骨，一般认为煅龙骨有养心安神、镇静的作用，而生龙骨有散结、补骨的作用。

所以中成药龙牡壮骨冲剂给小朋友用，可以治疗佝偻病、营养不良，因为它的成分是龟板和牛骨等等，所以这个也是很特殊的。而且相传最

早的甲骨文就是在药店里的龙骨上发现的，清
代的经史学家来研究。新中国成立以后，最出
名的就是郭沫若老先生研究的甲骨文，这最早
就是在中药龙骨里面发现的。

学生提问：嗯嗯，主要还是以化石为主。

老师科普：对，主要是古代的用于占卜的化石，骨质化石
等等。

老师回答：三七被称为金疮药，有活血化瘀、消肿止痛止血
之效，专治疮痈肿痛，可以内服也可以外用，
内服一次9克，一天两次，饭后服用。可以减
少胃肠道的反应，还可以治疗胃出血、咳血衄血、
肠道出血。外用可以用三七3克，用醋调成糊
状，敷于跌打损伤处，有活血化瘀止痛的功效。
对于外伤出血，可以直接把三七粉撒在伤口上，
止血效果很好。

学生提问：听起来金疮药的成分还是有很多种的。刚刚提到
徐宁是因为中了药箭，所以才金疮不痊，导致
身死的。那么这个人在现代来说，有没有可以
保全性命的处理方式呢？

老师科普：正常情况来说，现在是热兵器时代，冷兵器很少
了，如果是这种刀箭外伤，现在的救治效果还
是可以的，外科处理就可以。关键在于他中的
毒药箭里面是带药毒的，所以最后中毒而亡，
这个就比较复杂了。这就是为什么古人在冷兵
器时代都要在箭头上面擦毒药，（因为）毒性
的杀伤力更大。
　　所以像这种就看具体什么毒，现在临床关注的一
些罕见病、疑难病，像是铊中毒，前两年很出

名的铊金属中毒，患者出现严重的脱发症状，皮肤也发生了一些变化，最后全球专家会诊，最后才大致判定。所以有的时候很多不明原因的毒也无从下手，就算是现代医学跟中医学如今很发达，你不清楚具体的毒，有时候也会出现性命危险的。

学生提问：金疮药能治什么程度的外伤？

老师回答：金疮药的功效是止血、止痛、防止伤口化脓，由松香、樟脑等中药组成。临床上可治疗一些相关疾病，特别是刀斧伤、坠落伤、各种创伤引起的皮肤溃疡等。使用金疮药时，一定要避免吃太油腻的食物和辛辣食物，还有洗护产品也需要注意，以免使伤口恶化。从现代医学上来说，金疮药在使用过程中，最好与抗生素配合使用，对伤口愈合和细菌感染有很好的疗效。

蒙汗麻药

原文节选

　　但有财帛者，便去山寨里报知。但是孤单客人到此，无财帛的放他过去；有财帛的来到这里，轻则蒙汗药麻翻，重则登时结果，将精肉片为靶子，肥肉煎油点灯。却才见兄长只顾问梁山泊路头，因此不敢下手。次后见写出大名来，曾有东京来的人，传说兄长的豪杰，不期今日得会。

　　　　　　　　　　　　选自《水浒传》第十一回：
　　　　　　　　　　朱贵水亭施号箭　林冲雪夜上梁山

　　众军健听了这话，凑了五贯足钱来买酒吃。那卖酒的汉子道："不卖了，不卖了！"便道："这酒里有蒙汗药在里头。"众军陪着笑说道："大哥，直得便还言语。"那汉道："不卖了，休缠！"

　　　　　　　　　　　　选自《水浒传》第十六回：
　　　　　　　　　　杨志押送金银担　吴用智取生辰纲

宋江把这杀了阎婆惜，直至石勇村店寄书，回家事发，今次配来江州，备细说了一遍，四人称叹不已。李立道："哥哥何不只在此间住了，休上江州牢城去受苦？"宋江答道："梁山泊苦死相留，我尚兀自不肯住，恐怕连累家中老父。此间如何住得！"李俊道："哥哥义士，必不肯胡行，你快救起那两个公人来。"李立连忙叫了火家，已都归来了，便把公人扛出前面客位里来，把解药灌将下去。救得两个公人起来，面面厮觑，你看我，我看你，都对宋江说道："此间店里恁么好酒，我们又吃不多，便恁醉了！记着他家，我们回来还在这里买吃。"众人听了都笑。

选自《水浒传》第三十六回：
梁山泊吴用举戴宗　揭阳岭宋江逢李俊

当下朱贵从里面出来，说道："且把信笼将入去，先搜那厮身边有甚东西。"便有两个火家去他身上搜看。只见便袋里搜出一个纸包，包着一封书，取过来递与朱头领。朱贵扯开，却是一封家书，见封皮上面写道："平安家书，百拜奉上父亲大人膝下，男蔡德章谨封。"朱贵便拆开从头看了，见上面写道："见今拿得应谣言题反诗山东宋江，监收在牢一节，听候施行。"朱贵看罢，惊得呆了，半晌则声不得。火家正把戴宗扛起来，背入杀人作坊里去开剥，只见凳头边溜下搭膊，上挂着朱红绿漆宣牌。朱贵拿起来看时，上面雕着银字，道是"江州两院押牢节级戴宗"。朱贵看了道："且不要动手。我常听的军师所说，这江州有个神行太保戴宗，是他至爱相识，莫非正是此人？如何倒送书去害宋江？这一段事却又得天幸耽住，宋哥哥性命不当死，撞在我手里。你那火家，且与我把解药救醒他来，问个虚实缘由。"

当时火家把水调了解药，扶起来灌将下去。须臾之间，只见戴宗舒眉展眼，便扒起来，却见朱贵拆开家书在手里看。戴宗便叫道："你是甚人？好大胆，却把蒙汗药麻翻了我。如今又把太师府书信擅开，拆毁了封皮，却该甚罪！"朱贵笑道："这封鸟书打甚么不紧！休说拆开了太师府书札，便有利害，俺这里兀自要和大宋皇帝做个对头的！"戴宗听了大惊，便问道："足下好汉，你却是谁？愿求大名。"朱贵答道："俺这里行不更名，坐不改姓，梁山泊好汉旱地忽律朱贵的便是。"戴宗道："既然是梁山泊头领时，定然认得吴学究先生。"

选自《水浒传》第三十九回：
浔阳楼宋江吟反诗　梁山泊戴宗传假信

话休絮烦。看看到梁山泊只有两程多路，只见李荣叫车客把葫芦去沽些酒来，买些肉来，就车子上吃三杯。李荣把出一个瓢来，先倾一瓢来劝徐宁，徐宁一饮而尽。李荣再叫倾酒，车客假做手脱，把这一葫芦酒都倾翻在地下。李荣喝骂车客再去沽些，只见徐宁口角流涎，扑地倒在车子上了。李荣是谁？

却是铁叫子乐和。三个从车上跳将下来，赶着车子，直送到旱地忽律朱贵酒店里。众人就把徐宁扛扶下船，都到金沙滩上岸。宋江已有人报知，和众头领下山接着。

徐宁此时麻药已醒，众人又用解药解了。徐宁开眼见了众人，吃了一惊，便问汤隆道："兄弟，你如何赚我来到这里？"

选自《水浒传》第五十六回：
吴用使时迁盗甲　汤隆赚徐宁上山

学生提问：下一个就是《水浒传》中比较知名的药物——蒙汗药，也是麻药的一种，我们可以看到吴用智取生辰纲，是常出现蒙汗药的一个章节，包括在第五十六回中也提到了徐宁喝了麻药之后，口角流涎，一下就扑倒在了车子上。针对蒙汗药和麻药，我有以下几个问题。我非常好奇，蒙汗药的成分具体有哪些？跟《三国演义》里面说的麻沸散是不是同一种药物？

老师科普：关于蒙汗药的成分，第一它跟医学不是特别相关，因为它在古代是开黑店的人使用的，有点类似于现代的麻醉，所以肯定有麻醉作用，但是从学术角度讲，研究的专家也不太多。它跟麻沸散可能会存在相同的药物，但是确实没有太多专家研究，因为毕竟它和医学领域的麻药不完全相同，而且中医传统以内科为主，它还是偏向于外科领域，所以中医在一定程度上对它的研究相对较少，这个真要感兴趣的可以去考证。在一些书籍里面可能会有记载，还要去考证，总的来说，古代肯定是有这个药的，因为有大量描述，小说也是源自于真实生活的。在以前乱世的时候，开黑店的去用蒙汗药是正常的，它可能是下在酒里，无色无味，要么放在有色有味的菜里你也察觉不出来，以为是什么调料、粉剂之类的。

讲到"一喝就晕"，肯定是有这个作用的。如果（药效）有延迟，或者药力很差，出去还能走几公里，人已经不在你可控范围之内了，药性这么差，也达不到蒙汗的效果。而且我们看《水浒传》，包括其他的古籍里面，都有用蒙汗药的案例，这个药从医学角度来说，肯定见效快，作用时间短，且对人体没有太大损伤，因为（如果）一下就把人毒麻痹了，那想问什么信息，也问不出来了。那这个就不是蒙汗药，而是毒药了。所以理论上来说，蒙汗药起效快，解毒后很快他就醒了，就像现在使用麻药一过性丧失知觉以后，后面肯定不会有太多后遗症，你想他如果有后遗症，跟中风、偏瘫一样，不能讲话了，就起不到这个作用了。所以这几个问题其实不完全是医学上的东西，医学上没有证实，也没有相关文献资料专门记载。

老师回答：现在文献上面讨论的大部分蒙汗药，其实还是以曼陀罗花这种毒来作用的，它水溶的时候可能会出现淡黄色，但混在药里面的时候又是无色无味的。所以这就是我们中药说的"饮剂"，喝完效果非常快，一喝就倒的说法是不夸张的，确实是存在的，但是像我刚才讲的，作为一种麻醉剂，很难把握它的量效，喝多喝少跟这个人的体质有关系。

包括现在作为麻药来讲，也会考量病人的饮食习惯，如果饮酒较多，平常喝咖啡、饮酒、抽烟，那对他们下的麻醉药的剂量就会偏大，包括这个人（如果）体重偏大，下的麻醉药剂量也会偏大。曼陀罗花这个药材，没有办法把控量效，所以有的人是喝完解药以后立马就能苏醒，有的人解毒之后，久久不能苏醒，所以还是跟每个人的体质有关。

老师科普：而且广义上讲，以人昏倒为例，酒本身就是一个麻醉剂，喝多了也晕，而且它叫蒙汗药，可能它也影射是排汗的，对自主神经功能有影响。

学生提问：那么提到蒙汗药和麻药，必然也会提到它的解药，刚刚在《三国演义》中也提到了"郭汜中毒喝粪汁解毒"，这也是传闻郭汜喝的一个东西，解了他的麻药毒性，这个是不是科学的？它这个解药成分又有哪些呢？

老师科普：我们无从考证，就刚才前面讲的这个"粪汁"，传统也叫"金汁"，本身也有一定解毒作用，但是中药中解毒的药很多，所以其实也涉及"毒"的概念问题，到底哪些是药毒？哪些是食毒？哪些是像这种服用蒙汗药之后使用的解毒？

比如像金银花有清热解毒的作用，现在讲抗病毒了，它本身算不算毒，还有其他的？如果真是有麻醉作用的，那金银花能不能缓解？所以这里还是需要去研究的，可以做系统的研究，哪怕做文献研究也可以。

但是说实话，解毒只能是看记载，我们是不太清楚。第一届国医大师张学文有张方子，号称"解百毒"，就是大剂量的"防风甘草绿豆汤"。所以我们在教中医急症学的时候，教道：附子的热毒是用绿豆来解，然后甘草被称为"国老"（告老退职的卿、大夫、士），有解百毒的作用，防风也是一味号称解百毒的药，所以张老的这张方子"防风甘草绿豆汤"大剂量使用，确实有解百毒的作用。至于这个"粪汁插凉水"，可能本身"金汁"有解毒的作用，但其他也没有用过，不好妄加评论。

老师回答：我觉得这里面讲的解药的问题，一些文献上面记载确实是解蒙汗药的，这个解毒药就是一味甘草，所以他们这些行走于江湖的人，都会在自己身上挂一个香囊，香囊当中就会有这种甘草粉或者是甘草的饮片，时不时地拿出来闻一闻、嗅一嗅，保持自己的精神，防止别人害自己。

一旦发现自己被蒙汗药毒了，就立马喝这种药汁来解毒，这在一些文献上面也有记载。我觉得"粪汁插凉水"这个说法，主要指的是一种就是吐法，通过呕吐的方式把毒药从身体里面排泄出去，因为是刚喝进去的，所以他立马喝进去一个导引吐的东西，使它的毒性不能往里面走，所以我个人认为这跟现在的洗胃、灌肠有点像。

醒酒汤药

原文节选

　　阎婆听得脚步响，便在床上说道："押司且睡歇，等天明去。没来由起五更做甚么？"宋江也不应，只顾来开门。婆子又道："押司出去时，与我拽上门。"宋江出得门来，就拽上了。忿那口气没出处，一直要奔回下处来。却从县前过，见一碗灯明，看时，却是卖汤药的王公，来到县前赶早市。那老儿见是宋江来，慌忙道："押司如何今日出来得早？"宋江道："便是夜来酒醉，错听更鼓。"王公道："押司必然伤酒，且请一盏醒酒二陈汤。"宋江道："最好。"就凳上坐了。那老子浓浓地奉一盏二陈汤，递与宋江吃。宋江吃了，蓦然想起道："如常吃他的汤药，不曾要我还钱。我旧时曾许他一具棺材，不曾与得他。"

选自《水浒传》第二十一回：
虔婆醉打唐牛儿　宋江怒杀阎婆惜

酒保斟酒，连筛了五七遍。宋江因见了这两人，心中欢喜，吃了几杯，忽然心里想要鱼辣汤吃，便问戴宗道："这里有好鲜鱼么？"戴宗笑道："兄长，你不见满江都是渔船。此间正是鱼米之乡，如何没有鲜鱼！"宋江道："得些辣鱼汤醒酒最好。"戴宗便唤酒保，教造三分加辣点红白鱼汤来。

选自《水浒传》第三十八回：
及时雨会神行太保　黑旋风斗浪里白跳

学生提问：众所周知，《水浒传》中的英雄好汉都是喝酒的高手，那必然也少不了醒酒汤的存在。在《水浒传》里面有两个醒酒汤比较有名，一个是醒酒二陈汤，一个是辣鱼汤，我比较好奇醒酒二陈汤中，"二陈"指的是什么呢？我在一些古籍考证中发现，我们现在说的"二陈"也有不同的含义，想请两位老师帮我解答一下。

老师科普：这个问得很好，醒酒二陈汤的成分我们没有专门考证过，但是就"二陈汤"来说，它是中药里面一个经典的方剂，化痰的祖方，主要（成分）是半夏、陈皮、茯苓、苏子等等，但是最核心的还是半夏和陈皮这两味药。中医传统的基本功，比如《药性赋》《汤头歌诀》，还有《妊娠禁忌歌诀》《六陈歌》，像我们现在带的弟子都要让他们去背诵。中医传统的陈药很多，比如狼毒这些药，可以架得住时间摆放，并不是说有一定保质期。所以像《本草中国》第一季里面讲到广州陈李济的陈皮，那都是摆了三四百年的，化痰作用很强，特别是九制陈皮，经过拣皮、浸漂、保鲜、切皮、腌制、沥干、调料、反复晒制、贮存、包装等多个工序，始成正式产品。因工艺繁杂严谨，故称之"九制"，这种反复催化作用导致它最后能架得住时间的摆放，不会因为时间而腐烂。所以是很特殊的。

广州中医药大学有好几支团队是专门研究陈皮的。为什么摆放这么久后还有药性，而且药性更强，这个还是很有意思的，相关论文有五六十篇。在这里讲的"二陈汤"，是不是陈皮或者半夏直接煮了以后就能醒酒，我们没有做过研究。但是中医传统的醒酒汤，比较经典的有葛花解酒汤，里面是葛花、枳椇子。这两年，有团队开发枳椇子的单品，专门用来解酒的，喝了以后有醒酒作用。

古人发现在酿酒的酒缸里面，只要枳椇子掉进去，这一缸的酒就坏掉了，而且对酒曲的影响也很大，所以后来就发现这个药能解酒，这也是有文献记载的。

学生提问：第二个是关于辣鱼汤的，北宋时期辣椒还没有传到中国，那么宋江这个时候喝的辣鱼汤是否用的是别的食材？比如说芥辣、生姜、花椒等等。

老师科普：这个有可能跟时间有关系。做食物研究的学者，研究南瓜、花生怎么进入中国，也有专门研究辣椒的，所以在此之前中国传统的这个辣味可能源于芥末、黄芥、清芥之类的。还有中药里面的白芥子，传统就是解瘀解毒的，所以有可能辣鱼汤里面放的是西汉时期就已经传进来的胡椒面，也有可能是辛辣味的食材，传统将五辛盘，像是大蒜、茖葱、慈葱、兰葱、兴渠这五种有辛辣刺激味道的食物跟鱼搭配。（所以）大概率还是胡椒面，或者是芥末。

老师回答：它这里面主要放了生姜、芥辣。我考量可能更多的是在于让酒后的人发汗，发汗了以后会让酒精快速代谢分解出去，这样的话可以快速醒酒。那为什么要用鱼汤？因为鱼汤本身质软，可以修复胃黏膜，这样的话就可以快速形成一个保护膜，然后醒酒。

学生提问：所以辣鱼醒酒汤主要还是在于辣，然后鱼汤主要起一个保护的作用。

老师回答：对。

古酸梅汤

原文节选

西门庆道:"却不叫他跟我?"王婆笑道:"若得大官人抬举他,十分之好。"西门庆道:"等他归来,却再计较。"再说了几句闲话,相谢起身去了。约莫未及两个时辰,又踅将来王婆店门口帘边坐地,朝着武大门前。半歇,王婆出来道:"大官人吃个梅汤?"西门庆道:"最好,多加些酸。"王婆做了一个梅汤,双手递与西门庆。西门庆慢慢地吃了,盏托放在桌子上。西门庆道:"王干娘,你这梅汤做得好,有多少在屋里?"王婆笑道:"老身做了一世媒,那讨一个在屋里?"西门庆道:"我问你梅汤,你却说做媒,差了多少!"王婆道:"老身只听的大官人问这媒做得好,老身只道说做媒。"

选自《水浒传》第二十四回:
王婆贪贿说风情　郓哥不忿闹茶肆

学生提问：下一个药是说到王婆给西门庆做媒时，端上来了一碗梅汤，我比较好奇的是西门庆在这边说最好在梅汤中多加些酸，当时的酸它是以什么样的调味品出现在这里呢？

老师科普：这个酸我们也没有专门考证过，但是理论上讲，古人说"望梅止渴"，所以梅子在古代的应用是很多的。像我们中药里面，比如乌梅，它本身有补肾疏肝、生津化阴的作用。还有乌梅炭，有止血的作用。所以像它这个酸，有可能是加了药食同源的食材，肯定不会是加醋这一类的，还是类似于果酸的东西加进去会更好一些。我们研究《随园食单》中古代的一些食材是怎么做的，一直研究到北宋时期，包括一些名点的制作方法都需要经过考证，需要做膳食的专家来指导，所以我觉得要考证一下。

学生提问：那正好夏季到了，酸梅汤作为夏季的必备饮品，除了清热解暑，还有没有其他的一些功效？

老师科普：酸梅汤传统讲是酸甘化阴，夏天饮用的时候主要有敛汗的作用。第二个是夏天容易出现疰夏，胃口不好，不想吃饭，所以酸感的东西有一定开胃作用。

学生提问：那现在饮用酸梅汤的人也比较多，有没有哪些人群不宜服用这个酸梅汤呢？

老师科普：我们现在的酸梅汤主要有两个问题，如果病人本身泛酸，胃酸比较重，有一些消化系统疾病，不但是酸梅汤，像是其他一些酸的食物，比如山楂、酸辣汤，都不适合吃。还有就是（酸梅汤）里面加了一些蜂蜜或者糖一类的，它口感偏甜，那血糖偏高的人群也不适合喝这些饮料。其他的应该都还可以。

古法甜汤

原文节选

朝着武大门前只顾望。王婆道："大官人，吃个和合汤如何？"西门庆道："最好，干娘放甜些。"王婆点一盏和合汤，递与西门庆吃。坐个一晚，起身道："干娘记了帐目，明日一发还钱。"王婆道："不妨。伏惟安置，来日早请过访。"西门庆又笑了去。当晚无事。

选自《水浒传》第二十四回：
王婆贪贿说风情　郓哥不忿闹茶肆

科普问答

学生提问：在同一章节中，王婆也给西门大官人递了一碗和合汤，和合汤是古代新婚夫妻共喝的一种泡茶，具有比较好的彩头。我也想问一下，有没有其他药材或者方剂也有比较好的寓意呢？有没有什么中药名有特殊的寓意？

老师科普：中药里面有好多，比如像百合。百合本身就有百年好合的寓意。还有忘忧草、合欢花、合欢皮，都有很好的彩头。还有我们说的三花饮，除了国医大师周老的这个三花饮，玫瑰花、白菊花、绿梅花，有些睡眠不好的，我们也会把它改成合欢花，血热的把它改成凌霄花，气滞的用佛手花，还有厚朴花，是宽中下气的。所以三花饮是一种用药结构，更重要的是根据辨证加减，就像这里涉及的一些民俗，可能有些同音字，比如"早生贵子"，这几个全是中药，"早"是指大枣，补气养血、养心健脾；"生"就是指生姜，也是解表发汗的，当然我们现在会用花生作为替代食材；"贵"是指桂圆，补血的；"子"为莲子，既养心安神，又健脾胃。

老师回答：中药还有很多寓意好的药名，比如当归，作为我们常见的中药，它有"归来"的意思，寓意回归本真，重拾自我，生命力归来。被称为"东方之王"的人参，是一种具有养血、补气、强身健体作用的中药材，代表"补人"，寓意滋补身体，补充人体能量，它被广泛用于提高免疫力、改善体力疲劳和提升精神状态。当然人参也不能乱吃，夏季的时候就不适宜食用，体质偏热的人也不适合服用。还有枸杞，代表"长寿"，寓意长命百岁，红红火火。

也有很多人喜欢用中药名起名的，比如之前一个很火的电视剧《仙剑奇侠传》里面的紫萱、龙葵、徐长卿，这些都是中药名，听起来也很好听。像是凌霄、佩兰、茯苓、厚朴这些都是很好听的名字，寓意也是比较好的，从中也能反映出古人起名的艺术。

砒霜毒药

原文节选

　　且说西门庆去不多时，包了一包砒霜来，把与王婆收了。这婆子却看着那妇人道："大娘子，我教你下药的法度。如今武大不对你说道，教你看活他？你便把些小意儿贴恋他。他若问你讨药吃时，便把这砒霜调在心痛药里。待他一觉身动，你便把药灌将下去，却便走了起身。他若毒药转时，必然肠胃迸断，大叫一声，你却把被只一盖，都不要人听得。预先烧下一锅汤，煮着一条抹布。他若毒药发时，必然七窍内流血，口唇上有牙齿咬的痕迹。他若放了命，便揭起被来，却将煮的抹布一揩，都没了血迹，便入在棺材里，扛出去烧了，有甚么鸟事！"那妇人道："好却是好，只是奴手软了，临时安排不得尸首。"王婆道："这个容易。你只敲壁子，我自过来撺掇你。"西门庆道："你们用心整理，明日五更来讨回报。"西门庆说罢，自去了。王婆把这砒霜用手捻为细末，把与那妇人拿去藏了。

那妇人却蓦将归来，到楼上看武大时，一丝没两气，看看待死。那妇人坐在床边假哭，武大道："你做甚么来哭？"那妇人拭着眼泪说道："我的一时间不是了，吃那厮局骗了，谁想却踢了你这脚。我问得一处好药，我要去赎来医你，又怕你疑忌了，不敢去取。"武大道："你救得我活，无事了，一笔都勾，并不记怀，武二家来亦不提起。快去赎药来救我则个。"那妇人拿了些铜钱，径来王婆家里坐地，却叫王婆去赎了药来。把到楼上，教武大看了，说道："这贴心疼药，太医叫你半夜里吃。吃了倒头把一两床被发些汗，明日便起得来。"武大道："却是好也！生受大嫂，今夜醒睡些个，半夜里调来我吃。"那妇人道："你自放心睡，我自伏侍你。"

看看天色黑了，那妇人在房里点上碗灯，下面先烧了一大锅汤，拿了一片抹布，煮在汤里。听那更鼓时，却好正打三更。那妇人先把毒药倾在盏子里，却舀一碗白汤，把到楼上，叫声："大哥，药在那里？"武大道："在我席子底下枕头边，你快调来与我吃。"那妇人揭起席子，将那药抖在盏子里，把那药贴安了，将白汤冲在盏内，把头上银牌儿只一搅，调得匀了，左手扶起武大，右手把药便灌。武大呷了一口，说道："大嫂，这药好难吃！"那妇人道："只要他医治得病，管甚么难吃。"武大再呷第二口时，被这婆娘就势只一灌，一盏药都灌下喉咙去了。那妇人便放倒武大，慌忙跳下床来。武大哎了一声，说道："大嫂，吃下这药去，肚里倒疼起来。苦呀，苦呀！倒当不得了！"这妇人便去脚后扯过两床被来，劈脸只顾盖。武大叫道："我也气闷！"那妇人道："太医分付，教我与你发些汗，便好得快。"武大再要说时，这妇人怕他挣扎，便跳上床来，骑在武大身上，把手紧紧地按住被角，那里肯放些松。正似：

油煎肺腑，火燎肝肠。心窝里如雪刃相侵，满腹中似钢刀乱搅。痛剜剜生七窍，直挺挺鲜血模糊。浑身冰冷，口内涎流。牙关紧咬，三魂赴枉死城中；喉管枯干，七魄投望乡台上。地狱新添食毒鬼，阳间没了捉奸人。

那武大当时哎了两声，喘息了一回，肠胃迸断，呜呼哀哉，身体动不得。那妇人揭起被来，见了武大咬牙切齿，七窍流血，怕将起来，只得跳下床来敲那壁子。王婆听得，走过后门头咳嗽。那妇人便下楼来，开了后门。王婆问道："了也未？"那妇人道："了便了了，只是我手脚软了，安排不得。"王婆道："有什么难处，我帮你便了。"那婆子便把衣袖卷起，舀了一桶汤，把抹布撇在里面，掇上楼来。卷过了被，先把武大嘴边唇上都抹了，却把七窍淤血痕迹拭净，便把衣裳盖在尸上。两个从楼上一步一掇，扛将下来，就楼下将扇旧门停了。与他梳了头，戴上巾帻，穿了衣裳，取双鞋袜与他穿了，将片白绢盖了脸，拣床干净被盖在死尸身上。却上楼来收拾得干净了，王婆自转将归去了。那婆娘却号号地假哭起养家人来。看官听说，原来但凡世上妇人哭有三样哭：有泪有声谓之哭；有泪无声谓之泣；无泪有声谓之号。当下那妇人干号了半夜。

何九叔看着武大尸首，揭起千秋幡，扯开白绢，用五轮八宝犯着两点神水眼定睛看时，何九叔大叫一声，望后便倒，口里喷出血来。但见：指甲青，唇口紫，面皮黄，眼无光。未知五脏如何，先见四肢不举。正是：身如五鼓衔山月，命似三更油尽灯。毕竟何九叔性命如何，且听下回分解。

选自《水浒传》第二十五回：
王婆计啜西门庆　淫妇药鸩武大郎

话说当时何九叔跌倒在地下，众火家扶住。王婆便道："这是中了恶，快将水来。"喷了两口，何九叔渐渐地动转，有些苏醒。王婆道："且扶九叔回家去却理会。"两个火家使扇板门，一径抬何九叔到家里，大小接着，就在床上睡了。老婆哭道："笑欣欣出去，却怎地这般归来！闲时曾不知中恶。"坐在床边啼哭。何九叔觑得火家都不在面前，踢那老婆道："你不要烦恼，我自没事。却才去武大家入殓，到得他巷口，迎见县前开药铺的西门庆，请我去吃了一席酒，把十两银子与我，说道：'所殓的尸首，凡事遮盖则个。'我到武大家，见他的老婆是个不良的人模样，我心里有八九分疑忌。到那里揭起千秋幡看时，见武大面皮紫黑，七窍内津津出血，唇口上微露齿痕，定是中毒身死。"

选自《水浒传》第二十六回：
郓哥大闹授官厅　武松斗杀西门庆

科普问答

学生提问： 下一味药便是在《水浒传》中人们趋之若鹜的毒药——砒霜。在第二十五回中也出现过，武大郎说服用砒霜之后出现的一些症状，比如说"油煎肺腑、火燎肝肠，咬牙切齿、七窍流血，指甲青、口唇暗、眼无光"等等。第二十六回中也出现了喝完砒霜中毒之后的一些症状，比如说"面黑、七窍流血"等等。我比较好奇砒霜作为《水浒传》中的剧毒，如果人们在日常生活中误食，有没有什么急救措施？

老师科普： 这个现在一般不太容易。因为砒霜在古代药店里面是可以买到的，那时候还没有"毒麻贵细"毒麻药物管制，所以很多在古代的命案里下毒，用的都是砒霜，而且描述的症状基本上是相一致的，你像古代的法医，像宋慈的《洗冤录》中专门有对脾肠中毒的描述，还会拿银针来验毒，因为银子氧化后颜色会发黑。要是现在出现这种情况，是要第一时间送急诊的，何况比砒霜更毒的药物现在多的是，比如之前的有机磷农药中毒，患者口中有蒜臭味，所以实际上现在急救用药很多，（可以）给他打阿托品去

处理。（假如）真要出现这种情况，第一时间
不是在家等，肯定是打 120 急诊救治。

学生提问：那么砒霜既是剧毒，也是一种中药，它作为中药
有哪些功效呢？

老师科普：砒霜传统作为毒性药，可以用中医的一句老话概
括"病之当服，附子、砒霜皆是至宝；病之不当
服，参、芪、鹿茸、枸杞子皆是砒霜"（出自《医
法圆通》），所以砒霜传统治疗的病还是有不少
的。像近半个世纪，陈竺教授研究以砒霜为核心
的砷制剂，最早发现三氧化二砷对肿瘤有作用，
后来他进一步筛选，发现对白血病、血癌作用更
明显，而且在血癌里面他选的是急性白血病，后
来也获得了很多大奖，后面有可能获诺奖。所以
说砒霜的作用还是很多的，也体现了中药以毒攻
毒的思路。

学生提问：考虑到砒霜的毒性，现代药房都不予使用。那砒
霜有没有什么替代品？比如说治疗某些疾病的
时候，有没有更为稳妥的药物？

老师科普：在古代，《神农本草经》里面把中药分成上中下
三品，下品大部分都是有毒的，专门以毒攻毒，
很多用于急危重症，或者是难治性疾病，现在
我们讲的恶性肿瘤都会用到这些毒性药，砒霜
是其中一种。

但是随着现代医学的发展，中西医的结合，医院
急救措施的改进，砒霜用得确实少。砒霜已经
是管制药物了，门诊是买不到的。所以说到它（针
对）的一些疾病，现代医学有别的方案来替代。
但是常规来说，以肿瘤为例，放、化疗也是有

毒性的，它可以有效杀死癌细胞，靶点作用很强。所以大家不一定会想到再用砒霜去治疗一些难治性的肿瘤，现代医学也不缺乏有效手段。那陈竺部长他们的研究其实也是很好的，全世界接受度很高。

食物中毒

原文节选

只说宋江把一尾鱼送与管营，留一尾自吃。宋江因见鱼鲜，贪爱爽口，多吃了些，至夜四更，肚里绞肠刮肚价疼，天明时，一连泻了二十来遭，昏晕倒了，睡在房中。宋江为人最好，营里众人都来煮粥烧汤，看觑伏侍他。次日，张顺因见宋江爱鱼吃，又将得好金色大鲤鱼两尾送来，就谢宋江寄书之义，却见宋江破腹泻倒在床，众囚徒都在房里看视。张顺见了，要请医人调治。宋江道："自贪口腹，吃了些鲜鱼，苦无甚深伤，只坏了肚腹。你只与我赎一贴止泻六和汤来吃，便好了。"叫张顺把这两尾鱼，一尾送与王管营，一尾送与赵差拨。张顺送了鱼，就赎了一贴六和汤药来，与宋江了，自回去，不在话下。营内自有众人煎药伏侍。次日，却见戴宗、李逵备了酒肉，径来抄事房看望宋江。只见宋江暴病才可，吃不得酒肉，两个自在房面前吃了，直至日晚，相别去了，亦不在话下。

选自《水浒传》第三十九回：
浔阳楼宋江吟反诗　梁山泊戴宗传假信

学生提问：在《水浒传》中，宋江爱吃鱼尽人皆知，他曾经
因为吃鱼而导致腹泻，当晚喝了个止泻六和汤，
便缓解了症状。考证六和汤有多个不同的版本，
我好奇在《水浒传》中，止泻六和汤具体由哪
些药材构成呢？

老师科普：理论上讲止泻药物很多，从描述上看，这种属于
淤血中毒，中医有个疾病叫绞肠痧，就是指腹
痛很厉害，同时发烧。这个止泻六和汤既有解
毒的作用，也有止泻的作用，同时还有健脾胃
的作用，才能起到这样的功效。

中药里面很多用同一个方名，像当归补血汤就有
很多版本。作为医学人文社科类的研究课题，
或者医学生研究的课题，要对照其时间和地点，
方可判断出此文的版本。比如《水浒传》是宋
代山东梁山地带发生的故事，那么就可参考宋
代《太平惠民和剂局方》中的版本，具体的有
待考证。

老师回答：像宋江这种腹泻，一连一夜泻了 20 来次，后面
吃的止泻汤，多半可以判断六和汤里面大部分
都是收涩、补气的药物。一般我们在急救中，

如果（病人）是吃了坏的东西，并不是一出现腹泻我们就要止泻，而是要把吃进去的坏东西排泄干净以后，再喝止泻汤，这样效果会更好一些。不然腹中坏的物质还会留于体内，比如你一开始吐的时候就止吐，那么可能体内坏的东西并不会排到体外，所以我们一般是等他吐得差不多了，再上一剂收涩的药，就及时缓解腹泻了。

学生提问：我再问一个题外话，腹泻的时候有推荐喝藿香正气水的，这也是人们日常中必备的药物，除了止泻的功效，藿香正气水还有没有别的作用？

老师科普：嗯，有的。现在夏天，藿香正气水是常备的药，我们讲藿香正气三连征——发热、呕吐、腹泻，三个里面有两个就可以用，很对症。中医类似的还有很多，比如讲不换金正气散等等，都可以治疗腹泻、发热、呕吐的情况。

除此之外，中医治疗的话还可以通过灸法，比如讲灸足外踝下的申脉穴、照海穴，还有针灸特定的一些穴位也有一定的止泻作用。常规情况下，急症更强调徒手救治和院前救治，但真是像现在在临床上，特别是在大城市有条件的，肯定第一时间送急诊，以院内救治为主。

知识链接：

宋代《太平惠民和剂局方》卷二中的"六和汤"。该方由缩砂仁、半夏（汤炮七次）、杏仁（去皮、尖）、人参、甘草（炙）各一两，赤茯苓（去皮）、藿香叶、白扁豆（姜汁略炒）、木瓜各二两，香薷、厚朴（姜汁制）各四两组成。方中藿香、砂仁、杏仁、厚朴香能舒脾，辛能行气，而砂仁、厚朴兼能化食；木瓜酸能平肝舒筋；扁豆、赤茯苓淡能渗湿清热，而扁豆又能散暑和脾；半夏辛温，散逆而止呕；参术甘温，补正以匡邪；甘草补中，协和诸药；姜枣发散而调荣卫。诸药共用，"皆所以和之也"。之所以称为"六和"，清代汪昂按曰："六和者，和六气也。若云和六腑，则五脏又不当和乎？盖风、寒、暑、湿、燥、火之气，夏月感之为多，故用诸药匡正脾胃，以拒诸邪而平调之也。"

疗心疼药

原文节选

医心疼药

次日，睡到天晓，不见起来。庄主太公来到客房前过，听得王进子母在房中声唤。太公问道："客官失晓，好起了。"王进听得，慌忙出房来，见太公施礼，说道："小人起多时了。夜来多多搅扰，甚是不当。"太公问道："谁人如此声唤？"王进道："实不敢瞒太公说，老母鞍马劳倦，昨夜心疼病发。"太公道："既然如此，客人休要烦恼，教你老母且在老夫庄上住几日。我有个医心疼的方，叫庄客去县里撮药来，与你老母亲吃。教他放心，慢慢地将息。"王进谢了。

话休絮繁。自此王进子母两个，在太公庄上服药。住了五七日，觉道母亲病患痊了，王进收拾要行。

选自《水浒传》第二回：
王教头私走延安府　九纹龙大闹史家村

科普问答

学生提问：那下一个就说到《水浒传》中经常使用的一个药物，书中统称为"医心疼药"。比如第二回中王进的母亲因为鞍马劳倦而突发心痛。第二十五回中王婆设计武大郎吃砒霜，也是下在了心疼药里面。这个药具体是什么成分我们现在不得而知。我比较想知道，如果说人在这个日常生活中突发心痛，或者说一些心脏疾病，有没有什么急救措施？人们应该如何预防心血管疾病呢？

老师科普：主持人问的这个问题（好），因为《水浒传》不是专门的医书，所以当时的文学家写的心疼病（不一定是心疼）。在中医内科传统来说，因为心脏和胃的位置靠得很近，所以古人是心胃不分的，所以古籍上讲的心痛，大部分都是胃痛，所以心痛病有时候很难讲，说不定是老胃病。但是心绞痛临床上有心前区闷痛的症状，有濒死感等等。又类似于现在的心肌梗死，或者不稳定性冠心病、心绞痛。一旦出现这种症状，我们中医传统的急救方剂还是很出名的，比如像速效救心丸、麝香保心丸等等，这些都有作

用的，尤其里面的冰片，都有芳香通窍通穴络
的作用，效果还是很好的。

像丹参这种应该常备，一旦出现进一步的变化，
甚至用了药也不能改善，那肯定是要送急诊的。
因为这个属于急性病，西医里面像心梗，会用
硝酸甘油这一类的，它具体什么时候含服，是
否舌下含服当然也要辨别。

第十节

解毒中药

原文节选

　　次日，只见宋江觉道神思疲倦，身体酸疼，头如斧劈，身似笼蒸，一卧不起。众头领都在面前看视。宋江道："我只觉背上好生热疼。"众人看时，只见鏊子一般赤肿起来。吴用道："此疾非痈即疽。吾看方书，菉豆粉可以护心，毒气不能侵犯。便买此物，安排与哥哥吃。"。

选自《水浒传》第六十五回：
托塔天王梦中显圣　浪里白跳水上报冤

学生提问： 在第六十五回中，宋江自觉背上有烧灼痛感，从外观上来看，整体红红肿肿的，吴用判断"此疾非痈即疽。吾看方书，菉豆粉可以护心，毒气不能侵犯。便买此物，安排与哥哥吃"，其症状也得到了缓解。我比较好奇绿豆粉是内服还是外用的呢？

老师回答： 这个绿豆粉它肯定还是以内服为主，吸收比较好。同时它也可以外用，把它兑水了以后，敷在患处，可以起到清热解毒的作用。后背上以热痛为主，为什么要用绿豆粉来治疗？主要也是因为它有清热解毒的作用。

老师科普： 他这里面有一个描述，说是像鳌子一般赤肿起来，讲到这个问题，实际上也是我们中医讲的"望色"里面的"漫肿无头""痈疽疔疖"，它有不同的描述，这是属于中医望诊外科里面的功夫，一般这种红肿热痛，都跟热有关，所以这边用绿豆粉能解。

特别是对于这种不知道名字的无名肿毒，中医有一个名字，就叫"无名毒"，这一类用现代医学的话讲比较广普的，绿豆其实是解百毒里面广普的，你可以直接先用上，不管它起不起作用，大部分都能起作用。

学生提问：那绿豆爽身粉是不是也是依照这个原理来制作的呢？

老师科普：绿豆爽身粉我们没用过，是不是照这个原理不清楚，但是爽身粉里面还加了别的成分在里面。

老师回答：取这个"绿豆"的名，肯定是有一定的出处，也会有清热解毒的作用。

学生提问：我也比较好奇绿豆皮和绿豆心功效的不同之处在哪里？

老师回答：我们煮绿豆，绿豆分为两种，就是绿豆开花和绿豆没开花，也就是说始终带着皮的和未带皮的。带皮的时候，也就是说我们把绿豆放入锅中加入水，（水）烧开（绿豆）没有破皮的状态下，倒出来的水最具有清热解毒的作用，是消暑的上品，同时也可以治疗一些"痈疽疔疖"，主要起解毒作用。而绿豆心多半是它的绿豆仁，主要是护胃的作用，吃完了以后可以调理（胃），但是绿豆心不能吃多，吃多了以后会胀气，所以它俩的功效是不一致的。

老师科普：绿豆我们没有专门研究过，但是它跟我们中医传统讲的黑豆很像。黑豆是中药，它本身有补肾解毒的作用，黑豆皮又叫橹豆衣，有清退虚热的作用，夜间出汗会用到橹豆衣。

瘟疫治疗

原文节选

青松屈曲，翠柏阴森。门悬敕额金书，户列灵符玉篆。虚皇坛畔，依稀垂柳名花；炼药炉边，掩映苍松老桧。

……

次日五更时分，众道士起来，备下香汤斋供。请太尉起来，香汤沐浴，换了一身新鲜布衣，脚下穿上麻鞋草履，吃了素斋，取过丹诏，用黄罗包袱背在脊梁上，手里提着银手炉，降降地烧着御香。许多道众人等，送到后山，指与路径。

选自《水浒传》第一回：
张天师祈禳瘟疫　洪太尉误走妖魔

科普问答

学生提问：我们再来看一下《水浒传》中有关疾病的描写。第一回中就有提到张天师祈禳瘟疫，在古代人们遇到瘟疫第一反应是以祈福烧香为主，那么现在结合疫情来看，有没有什么更好的措施可以去控制？

老师科普：是的，应该讲现在病毒的流行性很强，新冠就属于我们中医传统讲的瘟疫，仝小林院士在抗疫的时候出了一本书叫做《寒湿疫》，从周老病病机学角度，新冠属于寒湿疫，后来2021年我们请教了周老，他是按湿热疫和暑湿疫来论治的。2022年流行比较快的时候新冠表现出来的一些特点，基本上属于风湿疫。

其实对于疫情的防治，周老最早在2009年甲流的时候就提出来这个问题，存在两种预防方法，一种是喝药茶，再有一种是佩戴香囊，这是传统的防疫方法。现在国家也有标准化的一个方案，专门有国家的推荐方，比如成药里面的"三药三方"，同时《新型冠状病毒肺炎防控方案（第九版）》里面也有一些方剂。所以新冠感染的，不管是首次感染还是二次感染，还是后面再出

现感染，一般用中药去干预，作用还是比较明
确的。

学生提问：我比较好奇，像马上二阳、三阳也接着来了，我
们阳了之后有没有什么药物可以去服用？

老师科普：还是有的，像这次二次感染，"五一"之后很多
患者出现复感，我们专门制定了一个"二阳复感"
的通治方。这次因为很多患者舌苔都是薄黄腻，
而且症状都是以咽痛为主，所以按病机辨证，
实际上属于风热夹湿疫，主要是是以桑菊饮、
连翘散这一类方子为主，加了一些利咽的传统
特色用药。所以真等到 3 到 6 个月之后，免疫
力下降后出现三次感染，还要看当时的时气以
及实际感染的情况来辨证用药，中药还是要结
合辨证辨机的问题。

艾灸治疗

原文节选

张顺慌忙教与安道全相见了，便问宋公明哥哥消息。戴宗道："如今哥哥神思昏迷，水米不吃，看看待死，不久临危。"张顺闻言，泪如雨下。安道全问道："皮肉血色如何？"戴宗答道："肌肤憔悴，终日叫唤，疼痛不止，性命早晚难保。"安道全道："若是皮肉身体得知疼痛，便可医治。只怕误了日期。"

寨中大小头领接着，引到宋江卧榻内，就床上看时，口内一丝两气。安道全先诊了脉息，说道："众头领休慌。脉体无事，身躯虽见沉重，大体不妨。不是安某说口，只十日之间，便要复旧。"众人见说，一齐便拜。安道全先把艾焙引出毒气，然后用药，外使敷贴之饵，内用长托之剂。五日之间，渐渐皮肤红白，肉体滋润，饮食渐进。不过十日，虽然疮口未完，饮食复旧。

宋江才得病好，便与吴用商量，要打北京，救取卢员外、石秀，以表忠义之心。安道全谏道："将军疮口未完，不可轻动，动则急难痊可。"吴用道："不劳兄长挂心，有伤神思，只顾自己将息，调理元阳真气。"

选自《水浒传》第六十五回：
托塔天王梦中显圣　浪里白跳水上报冤

科普问答

学生提问：在第六十五回中，宋江染病，张顺请安道全来医
治，医好了宋江的疾病。在这一段的描写中，
我有一些小小的疑惑，比如说这里的"艾焙引
出毒气"，指的是现代的艾灸技术吗？现在很
多人喜欢自行艾灸，有没有需要注意的事项，
或者一些禁忌呢？

老师科普：正常情况下，艾焙就是指现在的艾灸，艾灸本身
对于寒湿、一些偏寒的病邪导致的疾病都有很
明确的作用。中医传统很多治疗一般都有个顺
序，比如"一灸二针三用药"，先是物理疗法，
热疗灸特定的穴位，像江西中医药大学陈院长
开发的热敏灸，对很多疾病的适应证都很好。
当艾灸控制不住的时候，可能再进一步进行针
刺。针刺效果不好的时候，再配合用药，所以
应该讲艾灸相对比较适宜普及。很多人在家自
行灸，比如像一些常见的女性的痛经，或者受
凉以后胃脘痛，灸关元、气海都是可以的。
但是有几个问题，第一个我们建议，艾灸作为热
性的治疗，体质偏热的（人）是不建议灸的。
像我们现在也在研究糖尿病，按照我们国医大

师周老的"三热论"，这一类的人群适不适合用艾灸的方法来控制血糖？这也是很有趣的主题。所以常规体质偏热的或者皮肤有受损的，或者便秘的，这些都不适合做艾灸。

学生提问：好的，明白了。那在前面说到宋江主要因为受到外伤而疾病突发，如果人们在日常生活中受到了这种外伤，有没有什么禁忌或者说一些处理的方法？

老师科普：正常情况如果是受到外伤的话，首先是疮面的处理，按照现代医学讲，首先要消毒，这主要是针对感染的问题。其次，如果这个伤口比较深，甚至伤到血管了，出现出血的情况，除了用药或者压迫包扎止血以外，肯定还是要进一步到医院急诊科去处理。再有就是我们前面说到的这个问题，受这种外伤之后饮食也要调护，防止伤口不愈合，不能吃太咸、太油、太辛辣刺激的食物。

老师回答：也不能吃海鲜，不能吃牛羊肉等发物。还要禁烟、禁酒，因为喝酒可能会引起药物过敏，烟雾具有收缩血管的作用，从而影响血液循环，影响外伤伤口的愈合，影响肌肉组织的愈合。

出现外伤后，首先需要及时地处理伤口，包括用双氧水（过氧化氢）或生理盐水清洗伤口，用干净的一次性棉签蘸取碘伏轻轻涂抹患处以及四周皮肤，进行杀菌、消毒，以免造成感染炎症，最后用干净的纱布进行包扎。止痛药物中，常用西药有布洛芬、罗红霉素、芬必得、尼美舒利等，还可以用云南白药气雾剂，包括刚刚说的三七伤片等中医药物搭配使用。

还可以选择热敷的方法，扩张血管，加速血液新陈代谢，促进伤口愈合。注意热敷温度不宜过高，以免烫伤皮肤。另外，如果受伤严重，患者还需排除有没有骨性或其他合并的严重损伤，此时就建议患者去医院进行拍片检查，及早治疗，以免耽误病情。

学生提问：在这个章节中，我还有一个小疑惑，对宋江有"口内一丝两气"的描述，但是安道全给他诊脉时，又说他的脉体是无事的，这种说法是否科学呢？

老师科普：一方面有小说描述的这种情节，是为了突出安道全的医术高明。再有就是，在临床上也有可能出现病症和脉象不相符的这种情况。有的时候医生切了脉以后，他认为脉诊的信息更重要，所以"舍证从脉"，而有的则是"舍脉从证"。所以从"口内一丝两气"这个描述上讲，感觉好像已经不行了，但是他搭了脉以后，可能脉还有胃、根、神。中医脉诊里面讲要有胃、根、神，有的可能表面上看还行，但是中医上讲"至虚有盛候，大实有羸状"，有可能他到了最虚的时候表现出来还比较亢进，像回光返照一样，但是一摸脉，脉象上无根无神了，往往实际上也有一个判别，所以中医自古就有"舍脉从证"或者"舍证从脉"的判别。

《红楼梦》里的中医智慧

里的

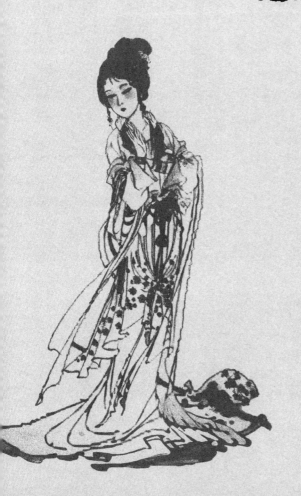

七情致病

原文节选

甄士隐夫妻思女成疾

真是闲处光阴易过，倏忽又是元宵佳节矣。士隐命家人霍启抱了英莲去看社火花灯，半夜中，霍启因要小解，便将英莲放在一家门槛上坐着。待他小解完了来抱时，那有英莲的踪影？急得霍启直寻了半夜，至天明不见，那霍启也就不敢回来见主人，便逃往他乡去了。那士隐夫妇，见女儿一夜不归，便知有些不妥，再使几人去寻找，回来皆云连音响皆无。夫妻二人，半世只生此女，一旦失落，岂不思想，因此昼夜啼哭，几乎不曾寻死。看看的一月，士隐先就得了一病；当时封氏孺人也因思女构疾，日日请医疗治。

选自《红楼梦》第一回：
甄士隐梦幻识通灵　贾雨村风尘怀闺秀

秦可卿仙逝，宝玉急火攻心

闲言少叙，却说宝玉因近日林黛玉回去，剩得自己孤恓，也不和人顽耍，每到晚间便索然睡了。如今从梦中听见说秦氏死了，连忙翻身爬起来，只觉心中似戳了一刀的不忍，哇的一声，直喷出一口血来。袭人等慌慌忙忙上来搀扶，问是怎么样，又要回贾母来请大夫。宝玉笑道："不用忙，不相干，这是急火攻心，血不归经。"

选自《红楼梦》第十三回：
秦可卿死封龙禁尉　王熙凤协理宁国府

科普问答

学生提问：《红楼梦》第一回开头描述英莲丢失后，甄士隐与其夫人思女构疾；第十三回，宝玉从梦中听说秦可卿去世了，连忙翻身爬起来，哇的一声吐出一口血来，他认为这是急火攻心、血不归经。《红楼梦》中许多情节都涉及了情志病，许多人物的疾病也都与他们的情志有着密切的关系，情志平和对于疾病的康复以及养生有着很大的帮助。中医所讲的七情是喜、怒、哀、思、悲、恐、惊，这是一些正常的生理现象。那情志病是如何产生的？例如宝玉的"急火攻心、血不归经"这种情况如果发生的话，我们应当如何处理？

老师科普：中医，用国医大师周仲瑛的话来讲是"道不远人"。中医的群众基础很好，在《红楼梦》中，贾宝玉对自己的身体状况进行判断，讲到"急火攻心、血不归经"。"急火攻心、血不归经"的这种情况实际上属于中医血证里的吐血范畴，按照《黄帝内经》所说便是阳络损伤，血从上溢；阴络损伤，血从下泄。

在现代临床上，消化道出血很常见。急火攻心属于肝气影响到消化道功能、脾胃功能而导致血不归经。这种情况出现在现代社会是需要急救的。如果出血不多的话，则可以再观察情况，判断是否需要进一步处理。按唐容川《血证论》所讲，血证治疗有四法，包括止血、消瘀、宁血、补虚。明代医家缪仲淳在《先醒斋医学广笔记》里面也专门讲了治吐血三要法，对吐血的治疗提出了"宜行血不宜止血，宜补肝不宜伐肝，宜降气不宜降火"的独特学术见解。血证是急证，中药比如云南白药、三七粉、生地黄汁，都可以治疗血证。还有一些急救的穴位，即十六郄穴，郄穴能治疗本经循行所过部位及其所属脏腑的急、重病痛及顽固性疾病和出血性疾病。郄穴是各经经气深聚部位的腧穴，又说郄穴为经脉气血汇聚之孔隙。穴位有阴经、阳经，它们的区别在于阳经大部分是治疗痛证的，阴经大部分是治疗血证的。

像思女构疾这种情志病很常见，《黄帝内经》讲到人类产生的不同情志对脏腑的功能产生影响会有不同的治疗思路，供我们参考和使用。"情志怫郁，百病犹生"，很多内伤疾病的产生都和情志有关系，中医传统的情志病在临床比较多见的是内科里面的郁证，即现在讲的抑郁状态、抑郁症，治疗以疏肝解郁一类的药或者方剂为主，像柴胡汤就可以起到良好的治疗作用。还有一类就是现代医学的焦虑状态，这在中医传统范畴内属于脏躁，缓解焦虑的代表方是张仲景的甘麦大枣汤。正如甘麦大枣汤方歌所述"《金匮》甘麦大枣汤，妇人脏躁喜悲伤，精神恍惚常欲哭，养心安神效力彰。"此方以健脾为主，在焦虑的治疗中比较多见。［甘麦大枣汤由甘草、小麦、大枣组成，甘草三两（9克），小麦一升（15克），大枣十枚，水煎服。上三味，以水六升，煮取三升，温分三服。具有养心安神、和中缓急的作用。］

临床上比较多见的情志病主要有两类，最常出现的一类是由于大家日常工作、学习生活压力较大，该病主要表现为肝气不舒，普通存在。它的治疗以疏肝解郁为主。还有一类比较多见的情志病是思虑过度，该病表现以脾虚为主，治疗以治脾为主。一个治肝一个治脾，有所区别。其他的情志病还包括惊恐伤肾的情况，这种情况临床上相对少，不如前面讲的两种情况多见。中医养生康复里面讲到要调畅情志，很多病不能动气动怒，也不能情绪过分激动。比如高血压患者打麻将抓了一手好牌，（假如）一下子激动就可能会出现脑出血意外，所以我们要保持自己的情志调和。

情志病在内科里比较常见，所以都有相关的治疗方案，比如肝气不舒用柴胡疏肝散，六郁用越鞠丸治，当存在气郁、血郁、痰郁、火郁、湿郁、食郁的情况，用越鞠丸都能解决。四逆散也可以治疗情志病。临床观察情志病的治疗还是以疏肝解郁为主，经方专家提出柴胡类的方剂可以治疗抑郁症和焦虑症。

（**柴胡疏肝散**，中医方剂名。为理气剂，具有疏肝理气、活血止痛的功效。主治肝气郁滞证，胁肋疼痛，胸闷善太息，情志抑郁易怒，或嗳气，脘腹胀满，脉弦。临床常用于治疗慢性肝炎、慢性胃炎、肋间神经痛等属肝郁气滞之病。）

（**越鞠丸**，中医方剂名。具有理气解郁、宽中除满的功效。用于治疗胸脘痞闷、腹中胀满、饮食停滞、嗳气吞酸。）

（**四逆散**，中医方剂名。为和解剂，具有调和肝脾、透邪解郁、疏肝理脾的功效。主要用于治疗阳郁厥逆之证。手足不温，或腹痛，或泄利下重，脉弦；肝脾气郁证，胁肋胀闷，脘腹疼痛，脉弦。临床常用于治疗慢性肝炎、胆囊炎、胆石症、胆道蛔虫病、肋间神经痛、胃溃疡、胃炎等属肝胆气郁，肝胃不和之病。）

这里提到抑郁症和焦虑症，其实焦虑和抑郁是有区别的，焦虑实际上更偏重于张仲景《金匮要略》里面讲的思虑过度，会进一步导致脏躁。而老百姓讲到生死观的区别，说抑郁的患者一般都是情绪低落，有自杀倾向，会产生一种"想死"即想要结束自己生命的不良情绪；而焦虑的患者一般是"怕死"，畏惧死亡的发生，当发生一些风吹草动，自己的身体发生一些小问题，都怕自己得了重疾。同时通过临床观察发现，大部分患有抑郁症的人不太爱说话，而焦虑症是肝气不舒、思虑过度，往往会说话太多，因为脾虚以后，肝风相对比较亢盛，所以讲话就像机枪一样地讲个不停，比较有特色。所以不管是对这种生死观的判断，还是说临床表现，还是从中医的医理上讲，焦虑症和抑郁症都不太一样，一个治肝，一个治脾。

老师回答：情志病问题目前还是十分严重。一个报道说过，现在中国人口中诊断患有抑郁症包括存在抑郁倾向的病人已经达到了9 000万，我们可以看出，情志病在现在社会上还是很多见的。而且很可能很多人患有情志病，（但）我们平常是看不出来的，甚至病人不知道自己已经患有情志病。像案例当中这种急火攻心的火应该是源自肝火，所谓的标就是血不归经，在治疗上面是先治标，先给他凉血止血，然后再去考虑用一些例如龙胆泻肝丸之类的方剂去清泻肝火。

老师科普：在中医内科教材包括中医内科急症学教材里面，国医大师周仲瑛曾多次讲到，中医内科急症学是三级分科，跟内科学教材里面只有一个病是重复的，这就是血证。里面就讲到中医内科急症学有四个急症，热、血、痛、毒，一旦出现发热，出现出血，出现疼痛，出现中毒，治疗时一定是急则治其标，缓则治其本。在中西贯通派的清代医家唐容川的《血证论》里面，开篇就讲得很明确：存得一分血，保得一分命。从这里我们可以看出，血是人体的精微物质，宜藏不宜泄，失血过多会出现失血性休克、大出血，最后会导致死亡。我们也可以从"血"的字形上来理解，"血"这个字很有意思，它是一点下面加个"器皿"的"皿"。在很多影视作品及文学作品中有一些有趣的场景，比如《水浒传》桃园三结义，刘备、关羽、张飞一人向酒杯里滴一滴血，然后把它喝下，"不求同年同月生，但求同年同月死"；然后述有《甄嬛传》里的滴血认亲，一人滴一滴，看血能不能相融等等。传统的所谓滴血认亲或者歃血为盟都是滴一滴血，而不是割大动脉，就是因为血是精微物质，所以就那么一滴。它的字形也不像"酒"或者是"汗"，好几点水，它是一滴一滴滴在器皿里面。

急则治其标，国医大师周仲瑛所讲止血相关内容还有唐容川的治血四法，都把止血排第一，先把血止住，然后才考虑它的本源的问题。如果存在肝火，同时也需要清泻肝火，但是止血是第一要务，等清泻肝火以后，还有离经之血已经成为瘀血了，还需要进一步善后处理，用一些活血化瘀的药物把瘀血去掉。对此其实古人也是有具体治法的，唐容川的治血四法里面的止血、消瘀、宁血、补虚的思路和妇科的治崩漏三要法原理相似，实际上都是先治疗崩漏即先止血，然后是澄流，以凉血为主，最后复旧，用一些补血消瘀的方法使得人体恢复到原本状态。

古今医家对此达成了共识。其实如果真的是出血量很大，一般需要去看医生，进行专业的紧急处理。但是这种情况往往出血一过去，心情平复了之后，整体状况就会有明显改善，所以用一些中医急症的方法对此进行干预也是可以的，但还是需要具体情况具体分析。

[《血证论》：作者唐宗海，字容川，四川彭县（今彭州）人，进士及第，晚清著名医家。唐

宗海的父亲体弱多病，缘于此唐宗海立志学习医术。后来他的父亲不幸患得吐血、下血证，他按照各医书对其父亲实施治疗均无显著效果，于是他开始潜心研究血证诊治。"用治血证，十愈八九"，著成"理足方效"的《血证论》，弥补了此前血证理论和临床治疗的空白。《血证论》全书共分八卷，卷一为总论，分述阴阳水火气血、男女异同、脏腑病机、脉证生死、用药宜忌、本书补救论；卷二论述血上干证治，诸如吐、呕、咯、唾、咳血等血证 14 条；卷三为血外渗证治，有诸如汗血、血箭、血痣等 7 条；卷四为血下泄证治，有诸如便血、便脓、尿血等 6 条；卷五为血中瘀血论治，有诸如瘀血、蓄血、血臌等 5 条；卷六为失血兼见诸证，有痨瘵、咳嗽、发热等 40 余条；卷七与卷八，编列出该书应用的方剂 200 余个，并附以方解。《血证论》是我国第一部有关血证治疗的专著。]

学生提问：如果用急则治其标来止血，可用药物包括仙鹤草、三七等，在选药、用药方面有哪些注意事项？

老师科普：中医自古便有性味归经，按照研究态靶辨证的全小林院士所讲，用药存在着辨证的问题。实际上，他所研究的靶点部位在一定程度上讲，就是中医药的性味归经。国医大师周仲瑛常用的止血四法是"炭酸固胶"，即炭类、酸收、胶粘止血、固涩。固涩的代表方是赤石脂禹余粮汤与震灵丹；胶粘止血一般会用阿胶、六味阿胶饮，六味阿胶饮即以六味地黄丸为基础加入阿胶、童便来止血；酸收的代表方是倍矾散，是国医大师周仲瑛的验方，药有五倍子、白矾；炭类，最常用的代表方就是十灰散。我们在电视剧中会看到这样的镜头，混迹江湖身负重伤的武林高手逃亡到古庙里面，但是找不到止血的东西，便抓一把香炉灰抹在身上，血即刻止住了，过两天又满血复活了。实际上，他所用的香炉灰在中医传统中叫十灰散，十灰散发挥作用的机制相当于现代医学里面的炭类止血。古人也观察到了它的作用。十灰散很有讲究，在血证临床研究中我们发现，止血药适用情况解释起来和自然科学里的窄谱抗生素以及广谱抗生素的适用是一个道理。比如三七粉，它发挥作用是先止血然后再散瘀，可以起到一个非常好的双向调节作用，即它所发挥的作用相当于是一种"广谱"药物所发挥的作用，对于各种出血都能广泛适用。包括云南白药，它是国家保密处方，里面有一个红的保险子，不管是人体上部的咳血、吐血，还是鼻衄即鼻子出血，耳衄即耳朵出血，还是人体下部前后二阴的大小便出血以及妇科的崩漏，都可以使用，在临床上也有很多应用。这里作用相当于窄谱抗生素的药物里，大蓟炭、小蓟炭是治疗大小便出血，尤其是小便出血；大黄是止血第一药，包括大黄炭也有止血作用，治疗部位偏中焦、下焦，治疗肝肾以下、肠道出血效果好；焦栀子（焦山栀）、黑山栀也是止血的药物，黑山栀跟焦栀子的功效一样，作用于上、中、下三焦，用于治疗湿热导致的出血，包括热甚导致的消化道出血。

中药里面除了本草植物以外，还有矿物、虫类药、动物药以及各种排泄物，对于出血也有一定的治疗作用。《本草纲目》里介绍童便也能止血，国医大师周仲瑛曾经在江苏省中医院治疗肺结核大咯血、消化道出血的病人，用的就是童便。中国还有吃童子蛋的民俗，即童便泡的鸡蛋在特定的时间煮后，有治疗出血的作用。

血证及止血的药在使用时需要细分各种部位出血，用现代科学来解释就是需要找准靶点部位，用药不对就像没能直接打到靶点上，往往起不到治疗效果。

（仝小林，中医内科学家，中国科学院院士、中国中医科学院首席研究员、国家中医医疗救治专家组组长、主任医师、博士生导师，宁夏医科大学方药量效研究院学术顾问。仝小林长期从事糖尿病及糖尿病并发症的临床、科研与教学工作。率先将现代糖尿病的中医病名概括为"糖络病"，并对其重新进行中医分类、分期、分证，针对早中期糖尿病中医理论认识的空白，在继承经典的基础上，创新《内经》脾瘅理论，首创"开郁清热法"治疗早中期糖尿病，解决了"中药不能独立降糖"的历史性难题，建立了糖尿病络病理论指导糖尿病并发症治疗，形成了从糖尿病前期到糖尿病早期至并发症期的中医系统诊疗体系。2020年12月，被中央宣传部、中国科协等6部门授予2020年"最美科技工作者"荣誉称号。）

学生提问：日常生活中应当如何调节自己的情志，以保健养生？

老师科普：用传统的话讲，对于情绪的调节，我们应当做到"无丝竹之乱耳，无案牍之劳形"。在临床上（我们）接触到许多来自城市的病人，脉象很多都是细而弦：右沉细、左小弦，实际上是由于肝脾不调所致。大部分此类病人由于工作强度过大以及生活压力较大，会出现饮食不定时、饥饱无度、熬夜加班和过劳的情况。比如我们现在所说的"996""007"这种高强度工作，会造成人们的工作和生活太过劳累，导致人体出现脾虚、肝火旺的情况。国家人大代表提出建议上4天班放3天假，旨在把大家的工作和生活调整到一个适当的节奏，尽量让我们的生活张弛有度。建议存在情志不畅问题甚至有情志性疾病的患者，尽量在周末、节假日的时候多多陪伴家里人，多出去散散心，这个十分重要，（人）不能让自己的精神像琴弦一样一直紧绷，过分紧张会对我们的身心健康产生严重危害。

在饮食方面我们也需要特别注意，饮食不当对于人体健康也会产生很大影响。研究发现，辛辣刺激的食物也需要适当控制摄入。中国传统文化中，荤菜指几种有辣味、刺激性气味的蔬菜，并不是指肉，现在是属于词义扩大。"荤"，草字头下面有一个"军"字，不是和肉相关的月字旁，实际上它是表示五种带辣味的素菜，即五辛盘，如葱、蒜、韭菜、辣椒和姜。为什么辛辣刺激的食物的总称"荤"下面是一个"军"字？因为这些食物以前是给部队里的军人吃的，打仗要勇猛，需要后天培养，一方面需要部队整体作战，另一方面可以通过做菜时放些辛辣刺激的食物，例如加入辣椒或称为"起阳草"的韭菜，战士们吃多了以后肝火比较旺，脾气也容易暴躁。我们现在发现它对情志也有影响，辣要适当控制，过犹不及，饮食尽量清淡平和，有利于情志的改善。

老师回答：因为现代人整个生活工作节奏很快，欲望较多。《黄帝内经》讲，调畅情志要做到"恬淡虚无"，这样才能达到"真气从之"，这需要我们的欲望少一点，想要的少一点。包括周仲瑛教授讲的淡、静、平、缓，不要追求太多外在的东西，这样心态才能平和起来。像佛教、道家讲求四大皆空、无为而治、顺势而为。修身和修心是同等重要的，例如成语"唾面自干"，就是讲，在路上别人唾你一口唾沫，不管它，使其自干，这也是一种心境。（能）做到这个层次的话，心态不会受外界任何的干扰。这种状态，可谓是一种超脱自然的状态。

老师科普：2013 年江苏养生丛书中有一本是国医大师周仲瑛的弟子为其整理的《养生，从养心开始》（该书分别从四时与养生、工作与养生、饮食与养生、运动保健与养生、五脏与养生、养生因人而异六个方面整理了周老的养生经验。"附篇"为周仲瑛教授对常见中医养生民谚的述评。），里面记录了周老的日常生活和工作的事迹，从中我们可以感受到老先生为学科、学校所做的贡献以及对学术的追求，他不在乎物质方面的需求，而是真正从自己的内心深处达到了调畅。

如何做到"无丝竹之乱耳"？如今很多年轻人为了释放生活中的压力，喜欢听重金属、摇滚音乐，但是这种类型的音乐其实并不是很适合高血压的病人，一些比较平和的音乐例如阿尔法脑电波，它的旋律十分舒缓，是有助于身心健康的。所以调畅情志，既在于自己内在的修为，也在于自身对生活环境的选择，从两个方面来调节好心情，有益人体健康。

太医诊病

原文节选

张太医为秦可卿诊病

于是家下媳妇们捧过大迎枕来，一面给秦氏拉着袖口，露出脉来。先生方伸手按在右手脉上，调息了至数，宁神细诊了有半刻的工夫，方换过左手，亦复如是。诊毕脉息，说道："我们外边坐罢。"

贾蓉于是同先生到外间房里床上坐下，一个婆子端了茶来。贾蓉道："先生请茶。"于是陪先生吃了茶，遂问道："先生看这脉息，还治得治不得？"先生道："看得尊夫人这脉息：左寸沉数，左关沉伏；右寸细而无力，右关需而无神。其左寸沉数者，乃心气虚而生火；左关沉伏者，乃肝家气滞血亏。右寸细而无力者，乃肺经气分太虚；右关需而无神者，乃脾土被肝木克制。心气虚而生火者，应现经期不调，夜间不寐。肝家血亏气滞者，必然肋下疼胀，月信过期，心中发热。肺经气分太虚者，头目不时眩晕，寅卯间必然自汗，如坐身中。脾土被肝木克制者，必然不思饮食，精神倦怠，四肢酸软。据我看这脉息，应当有这些症候才对。或以这个脉为喜脉，则小弟不敢从其教也。"旁边一个贴身服侍的婆子道："何尝不是这样呢。真正先生说的如神，倒不用我们告诉了。如今我们家里现有好几位太医老爷瞧着呢，都不能的当真切的这么说。有一位说是喜，有一位说是病，这位说不相干，那位说怕冬至，总没有个准话儿。求老爷明白指示指示。"

那先生笑道："大奶奶这个症候，可是那众位耽搁了。要在初次行经的日期就用药治起来，不但断无今日之患，而且此时已全愈了。如今既是把病耽误到这个地位，也是应有此灾。依我看来，这病尚有三分治得。吃了我的药看，若是夜里睡的着觉，那时又添了二分拿手了。据我看这脉息：大奶奶是个心性高强聪明不过的人；聪明忒过，则不如意事常有；不如意事常有，则思虑太过。此病是忧虑伤脾，肝木忒旺，经血所以不能按时而至。大奶奶从前的行经的日子问一问，断不是常缩，必是常长的。是不是？"这婆子答道："可不是，从没有缩过，或是长两日三日，以至十日都长过。"先生听了道："妙啊！这就是病源了。从前若能够以养心调经之药服之，何至于此。这如今明显出一个水亏木旺的症候来。待用药看看。"于是写了方子，递与贾蓉，上写的是：

益气养荣补脾和肝汤

人参二钱，白术二钱（土炒），云苓三钱，熟地四钱，归身二钱（酒洗），白芍二钱（炒），川芎钱半，黄芪三钱，香附米二钱（制），醋柴胡八分，怀山药二钱（炒），真阿胶二钱（蛤粉炒），延胡索钱半（酒炒），炙甘草八分。

引用建莲子七粒去心，红枣二枚。

《红楼梦》第十回：
金寡妇贪利权受辱　张太医论病细穷源

学生提问：在《红楼梦》第十回之中，张太医对于秦可卿的
疾病诊断非常细致，是一个完整的病案分析，理、
法、方、药兼备，堪称红楼第一病案。那么此
病案之中，医生对于秦可卿的诊断是合理的吗？
他给秦可卿所开的药方是现实中存在的，还是
作者根据自己一定的知识积累虚构出来的？

老师科普：对秦可卿诊病过程的描述堪称四大名著里面最完
整的一个，中医传统讲属于医案，他已经写得很
完整了。首先不讲医案，就从他描述的诊疗过程
来看，曹雪芹是有生活的人，而且他那时候生活
在达官显贵之家，他也十分细致地观察过脉诊
的过程：拉着袖口，露出脉来，即是我们中医
传统讲的脉诊，三部九候到后来独取寸口，由
于礼仪的关系不能摸颈动脉、脚腕，只能取寸
口诊脉。寸口不仅有比较多的脉学信息，同时
也体现了中国传统的人文关怀和礼仪的问题。
医生先按了右手脉，过了半天换左手脉。中医传
统持脉的方法，不外乎两种，一种是双手持脉，
就是医生的双手面对患者搭着患者双手，医生
左手搭患者右手，医生右手搭患者左手；还有

一种是单手持脉。女子以右脉为主脉，主血后气。男子以左脉为主脉，主气后血。所以传统搭女子脉是先搭右手，后搭左手，搭脉有先后顺序。家属来问情况，医生回答时尽量避开患者，防止患者听到以后过于紧张，所以这也是对人文关怀的考虑。然后医生开始评脉，写得非常形象具体。接着下面是病机，国医大师周仲瑛写的《中医病机辨证学》，是国内第一部关于病机辨证的专著，非常强调病机。历代医家病案、四大名著里面描写的病案都有写到病机，可见从古到今不管是专家还是患者，都对得病的原因和发病机制十分关心。

前面讲到脉象，后面分析脾土被肝木所克制，是中医讲的五行相生相克的关系，脾属土，肝属木，木、火、土、金、水之间存在克制的关系，保持中焦的平衡。接着描述到心气虚生火，经期不调，夜间不寐。实际上是中医内科和妇科里面的两个病，一个是月经不调，周期不准。第二个是夜间不寐，我们中医内科里面的不寐症，现代医学讲是失眠。太医诊断秦可卿最后表现出来的两个症状就是月经不调和晚上睡不着觉，这也是他最核心的疾病诊断，我们称之为中医的疾病诊断。他认为秦可卿病机是在肝、脾、心三个脏，并将病与脏之间的关系讲得很清楚，后面又进一步分析，肝家血亏，因为肝为血海，肝为刚脏，主体阴而用阳，为多气多血之脏，既有气又有血，所以认为肝家血亏气滞，必然导致胁下痛胀，中医传统讲叫胁痛，中医内科中属于肝气不舒。胁痛分四个诊型，肝阴不足治疗用一贯煎，肝血郁滞治疗用旋覆花、旋覆降气汤等，肝气郁滞治疗用柴胡疏肝散，都是从肝来论治。包括月信过期，实际上也跟肝的疏泄有关。

（**一贯煎**：由当归、生地、沙参、枸杞、麦冬、川楝子组成。主要功用为滋阴疏肝。主治肝肾阴虚，肝气不舒证。胸脘胁痛，吞酸吐苦、咽干口燥，舌红少津，脉细弱或虚弦。并治疝气瘕聚可用此方。）

（**柴胡疏肝散**：由陈皮、柴胡、川芎、香附、枳壳、芍草、甘草组成。为理气剂，具有疏肝理气和活血止痛的功效。主治肝气郁滞证，临床常用于治疗慢性肝炎、慢性胃炎、肋间神经痛等属于肝郁气滞类疾病。）

实际上眩晕也是中医内科的病。后面写到"寅卯间必然自汗"，中医传统讲人体十二经络对应十二时辰，晚上11点到凌晨1点为子时，对应胆经，凌晨1点到凌晨3点对应的是肝经。临床观察，熬夜熬到晚上11点到凌晨1点的患者中很多人的胆存在问题，可能患有胆囊息肉、胆囊炎、胆结石；临床观察一般熬夜熬到1点到3点的患者中，很多人的肝存在问题，例如可能患有肝血管瘤、肝囊肿。接着往后，寅时和卯时实际上对应肺经、大肠经，所以肺经气虚，然后出汗，对应的是周仲瑛教授内科教材里面讲到的汗症。汗症分为盗汗、自汗，盗汗属阴虚，自汗属气虚。所以秦可卿在这个时间点出汗，说是肺气虚，非常有道理，可见作者曹雪芹并不是妄言。后又写到脾土被肝木所克制，脾是主饮食运化的后天之本，肝气乘脾的时候，就会表现出来不思饮食、倦怠乏力；由于脾主四肢，又出现四肢酸软。可以看出他的描述还是十分细致的，从病机角度来看，曹雪芹是懂医理的。曹雪芹认为，秦可卿此病原因是忧虑，脾主思虑，脾虚肝相对亢盛，肝主疏泄，肝木太旺导致经血不能按时而至。他认为这个就是病源。最后说服药调整，古人很讲究治病必求本因，中医传统也讲治病求因。周仲瑛教授认为很多内伤病找不到第一病因，他便提出来第二病因学说。第二病因就是病机，针对病机下药也能够解决问题。在原文中张太医提出该病是水亏木旺、肾虚肝旺的表现，需服用养心调经之药，故这张方是针对这几个病理因素来定的。

他这张方子其实就是复法组方，人参、白术、茯苓加炙甘草组成四君子汤，熟地、当归、芍药、川芎是四物汤，加在一起是八珍。当归加黄芪是当归补血汤，里面还加了香附、柴胡疏肝理气，可以补养气血、疏肝理气，前面讲的病机都照顾到了。同时山药也是补益肺、脾、肾三脏又补气的，加阿胶也偏于补肾，实际上也有点像胶艾四物汤、柴胡四物汤的组合。最后它加了延胡索，理气定痛，建莲子为引经药、药引子，起到健脾的作用，红枣健脾养血养心。总的来看，这张方用合方来看就是四君、四物、八珍、当归补血汤、柴胡四物、胶艾四物等，整体（功效）是补益气血、补肾肝肺、健脾。虽然中医里面没有一样的方子，但这张方子我们查过，最接近的应该是圣愈汤。

这张方有专家学者研究，认为同中医里面由生地、熟地、白芍、川芎、人参、当归、黄芪组成的圣愈汤很接近，就像圣旨一样；而且该方里还有云苓，中药讲究君臣佐使配伍，"奉天承运，皇帝诏曰"，该方中还有红枣，红枣也叫赤枣，音似"敕诰"，一些文学专家就认为其中有影射的意思。从中医医理上讲，这个方子是完全成立的，从病机角度上来看也是相合的，没有什么毒性药，并且好多都是药食同源的药。我们如今没有在现实中找到完全对应的方，这张方从中医的命名角度和文献考证角度来说，应该算是曹雪芹自己的方子，可以治疗肝脾不调、气血不足，他的思路也十分清晰，并且具有可信度。

老师回答：曹雪芹的这张方子理法方药兼备，十分符合中医基础理论。这也印证了一句话——"不为良相，便为良医"，人在学习的过程当中，需要对中国传统文化如四书五经进行学习，同时四书五经与医道、医理也是相通的。曹雪芹写出来的医理，包括中医诊断的脉诊都非常标准。中医脉诊讲求左手心肝肾、右手肺脾命门，每一个都能对应上。比如左寸对应的心，秦可卿心气虚，心气虚就要生火，脉象是沉数，就说明有内热，是"火"的表现。又讲到左关沉伏，对应到肝，说明气滞血亏。到后面医理的分析，"脾土被肝木克制者，必然不思饮食"，这些和中医的理论是非常契合的，因为实际在临床，月事先后不定期，往往脉象反应是比较明显的。脉弦偏迟的女性，往往会出现月事推迟。脉弦偏数的女性往往会出现月事先期。有的脉迟、数不明显的，往往会出现月事先后不定期，有时候快，有时候慢，这种情况的治疗一般需要用到活血调经的药物。

同时在治疗时也要注意辨证问题。妇科教材里面讲到月经先期大部分有两种，从病机角度讲，一种是血热导致的迫血妄行，表现为脉比较数，尤其是由于肝主疏泄，肝脉较数；一种是气虚导致的气不摄血，脉往往是沉、细、弱，不弦、不实，而且延长，又偏于怕冷、疲劳乏力，由于气对血有固摄作用，气不摄血则导致月事提前。所以经前要么血热，要么气虚。

老师科普：经后正好相反，经后即月经后期，原因之一是血寒，比如月经前吃了冷饮、凉的东西，你就会发现月经会出现往后拖的现象，这是由于寒临胞宫影响月经，所以脉会表现为有点偏沉；还有一种是血虚，相当于杯子里面的水满了，精满自溢，若血虚很厉害，月经就会自动向后拖，这也是人体自身的一个保护机制。它正好分别对应的是一个气虚，一个血热，一个血寒，都是在血分，很有特色。

学生提问：调经是有它自身的一套理论的，但是这里面也有一个问题，傅青主在《傅青主女科》里所用的所有调经药，基本上很少会出现白术。他的理论是白术是偏于守而不走的中药，"守而不走"指的是药性作用广泛而短暂，长于止血温经。而调经很多时候要行气活血，活血通经。从其他角度看，白术是不是不适宜用于调经？

老师科普：不止白术，很多中药的描述都提到"守而不走、走而不守"的问题，这是个很形象的表述。实际上"守而不走"是指它定在那儿不乱动，用现在的话讲，就是它的靶点作用很强，它就在这儿，不往别的地方去。然后"走而不守"，指全身的行散，不会固定在一个地方。这是从中国传统文化角度对中药的一个特殊理解。其实中药里面有好多，比如生姜传统讲可以发汗解表、解鱼蟹毒，有些风寒会导致感冒发烧，闭合腠理以后，毛孔不开也不出汗，这个时候你喝点姜汤，马上一发汗，寒气随毛孔腠理而出，喝完了以后发现全身热起来了，血液流动了，它就属于"走而不守"；而干姜正好相反，干姜的性质是"守而不走"，它主要靶点作用就在中焦，所以传统附子理中丸和附子理中汤将四君子汤里面的茯苓改为了干姜，偏于温补脾阳，专门治疗脾阳不足。阳气还不够的话，加桂枝理中，或是更严重的情况时使用，再加上附子，即用桂附理中汤，所以实际上在这里面是属于"守而不走"。炮姜传统是炮制，颜色很黑，它实际上是用来止血的，而且它位置更低，靶点作用就到了下面的胞宫。所以有时候暖宫或者是治疗崩漏出血会用到炮姜，常规情况是这样的。

类似的还有很多药物可以反映这类问题，像附子通行十二经络，直补命门之火，也是"走而不守"的。然后沉香，是通行十二经之气，直补命门之气，也是"走而不守"的。

白术是否能用这个问题实际上是一个经验，但是我们有的时候还认为这个白术之效是入奇经八脉中的带脉，利其间之血，所以有的时候它也有安胎作用。所以这里面还分不同的专家，原文里面的气血不足，他是开了一个四物汤，加入四君子汤全方，在这里面其实是可以用的。

不同的专家有着不同的学术观点，这些不同的思想和观点也丰富发展了中医，给大家带来更多不同的认知角度。至于里面的药方是不是真的完全不能用，要具体情况具体分析，有的专家持不同态度，这就是各个专家学术观点的差别。

《傅青主女科》里面，他就抓住了最核心的，认为女子以血为本，以肝为先天，胎产耗气伤血，所以他就算用活血化瘀药，也是在补血的基础上适当地活血化瘀。

很多的方法都是对四物汤加减，四物汤是底方。以前我在山东省中医院跟妇科的孟老抄方的时候，发现抄了一个月，基本上全是四物汤。回过头再看以前抄的方子就发现，孟老他是高水平的妇科专家，他吃透了妇科专病，所以他的方子基本上是四物汤加减。四物汤里面有偏凉的药物，也有偏热的药物。病人如果是血热，就用生地加赤芍；如果是血寒，就用熟地加白芍。如果病人是要补血的，用药应该当归多，川芎少；如果病人是要行血的，用药应该川芎多，当归少。唐代医家昝殷的妇产科著作《经效产宝》里面就讲到当归和川芎量上的关系，川芎多、当归少的时候，即川芎和当归的量比值为4∶1时，同时加入佛手散理气，专门用于治疗难产、胞衣不下这一类的疾病；当归多、川芎少的时候，它是《经效产宝》里的补血汤，以补血为主；当归和川芎的量一样时，即川芎和当归的量比值为2∶2的时候，它是调经汤。所以一张方子秘而不传的就是剂量，不同的剂量主治功效不同，方名就不同。

[《傅青主女科》：妇科著作，2卷，清代傅山著，刊于道光七年（1827年）。本书卷上分带下、血崩、鬼胎、调经、种子5门，每门分若干证候，计38条、39病证、41方；卷下分妊娠、小产、难产、正产、产后诸证5门，共39条、41病证、42方。本书运用中医脏腑学说，阐明妇女生理、病理特点及诸病临床表现。诊断辨证以肺、脾、肾三脏立论，治则以培补气血、调理脾胃为主。全书文字朴实，论述简明扼要，理法严谨，方药大多简明效验。]

学生提问：中医的剂量到底是比例关系还是标准的量的关系？比如说当归补血汤，黄芪跟当归的比例是5∶1，黄芪的量反而更大，补气生血，如果打破比例，是不是效果就没有原比例好呢？

老师科普：仝小林院士原来就十分重视并研究重剂问题，很多医家也都关注到了这个问题。传统讲经典名家医方，不管是古代张仲景《伤寒杂病论》

经方里面的经典剂量，还是后来历代医家经典名方里面的经典剂量，都是摸索出来的一个经典比例，理论上讲它的比例源于学术理论和具体实践。中医的每一条学术理论都不是空的，《黄帝内经》里面的每条理论都能够指导我们如今的临床实践。方剂教材里面排在第一的补益气血的当归补血汤，黄芪和当归的剂量比例是5：1，黄芪的量必须五倍于当归的量，此方以气血的互根互用为主要医理，以气升血，行气活血，它有它的基础理论，而且是基于病机来制定的，补血效果就比较好。

正常情况，类似的方子也有很多，比如像补阳还五汤里面大剂量地用补气药，小剂量地用活血药；《经效产宝》里面有三张方子，全是使用当归和川芎，那么三张方应该叫同一个名字，但由于它的剂量不同，它的主治功效就不同，所以按照中医传统的命名规则名称不同。有按照君臣佐使来命名的方子，像陈氏瘿科中二夏消瘿汤里面半夏、夏枯草比例不同，主治功效不同，方子的名字也不同；像《经效产宝》里面所讲的佛手散、川芎多是治疗胞衣不下、难产死胎的；《黄帝内经》虽然不是方书，其中内经十三方到现在还在使用，国医大师周仲瑛教授也用过内经十三方里面的方子，最经典的方叫四乌贼骨一芦茹丸，它是按照比例，乌贼骨四份，芦茹即茜草根一份，后来我们发现传统来讲此比例是用于治疗闭经血枯的方，有补养经血、养血调经的作用，结果周老却把乌贼骨和芦茹丸的比例改成 2 : 1，用此比例来治疗崩漏。我们可以发现，比例不同，发挥的功效完全不一样了。

后来我们发现一些特殊的中药，例如三七，存在一些双向调节作用。比如枣仁，生用是醒神的，炒用是安神的，也可以起到双向调节作用。很多方剂改变了它的剂量，就有不同的功效，甚至（功效）完全相反。而现代科学称此种现象为进入人体的生物学效应，我们的古人在很久之前就发现揭示了这种生物学效应。

想成功实现经方上面药物的效果，或者是古代的时方的效果，最好按它规定的标准比例计量；若要想创新研究，需要医生在自己的临床经验基础上，结合亲身具体实践调整剂量来创新药效。但是这个剂量一定是决定了它的主治功效的方向，一旦改变剂量有可能就改变了方向。所以比例问题引发的药效创新还是很值得探索的，它十分有科学价值。

[《经效产宝》：产科著作，又名《产宝》。3卷，续编1卷。唐代昝殷撰于大中六年（852年），是现存最早的产科名著。原书52篇论，371方；今存本共41篇论，374方。本书认为妇女妊娠期应以养胎保胎为主，治疗上力求以调理气血、补益脾肾为辅。卷上列妊娠病12论、产难4论，包括安胎、食忌、恶阻、漏胞下血、身肿腹胀、胎衣不下等妊娠杂病及产难诸疾；卷中、下共列产后25论，阐述产后病证及其防治。指出流产有"母病动胎、胎病动母"之别；产难救治

应内服药与助产法并举。用药当以续断、艾叶、当归、地黄、阿胶等为主。续编介绍唐宋间周颋、李师圣、郭嵇中等产科方论 1 卷。书中编例均先述病证，后列方治，可资参考。《经效产宝》一书保留了唐以前产科方面的经验方药，对中国产科学的发展具有一定的贡献。]

外治疗法

原文节选

宝玉给晴雯嗅鼻烟通关窍

晴雯服了药，至晚间又服二和，夜间虽有些汗，还未见效，仍是发烧，头疼鼻塞声重。次日，王太医又来诊视，另加减汤剂。虽然稍减了烧，仍是头疼。宝玉便命麝月："取鼻烟来，给他嗅些，痛打几个嚏喷，就通了关窍。"麝月果真去取了一个金镶双扣金星玻璃的一个扁盒来，递与宝玉。宝玉便揭翻盒扇，里面有西洋珐琅的黄发赤身女子，两肋又有肉翅，里面盛着些真正汪恰洋烟。晴雯只顾看画儿，宝玉道："嗅些，走了气就不好了。"晴雯听说，忙用指甲挑了些嗅入鼻中，不怎样。便又多多挑了些嗅入。忽觉鼻中一股酸辣透入囟门，接连打了五六个嚏喷，眼泪鼻涕登时齐流。晴雯忙收了盒子，笑道："了不得，好爽快！拿纸来。"早有小丫头子递过一搭子细纸，晴雯便一张一张的拿来擤鼻子。宝玉笑问："如何？"晴雯笑道："果觉通快些，只是太阳还疼。"

《红楼梦》第五十二回：
俏平儿情掩虾须镯　勇晴雯病补雀金裘

科普问答

学生提问：在《红楼梦》第五十二回之中，晴雯服了药之后仍然是发烧、鼻塞、胸痛，宝玉让晴雯嗅鼻烟打喷嚏，是中医的鼻嗅疗法，又称为纳鼻疗法，对于晴雯的鼻塞确实有着很好的治疗效果，是中医常见的外治法。近年来我们也有防疫香囊，这种对于疾病的防治的应用，具体的原理是什么呢？

老师科普：这段原文里面讲到"通了关窍"，急症学的最后一章里面就讲到各种急救的外治方案，其中就有让患者吸入少量的粉末以通关窍的方法，被称为纳鼻疗法，也叫触鼻疗法、通窍法。实际上这种方法在传统中最经典的方子是金元四大家之一的朱丹溪的通关散，通关散是将猪牙皂、细辛磨成粉末，可以用于治疗晕厥、昏迷等，只要没有进入深度昏迷，还存在反射，用通关散来治疗效果很好。

在原文中此种方法是以通关窍来治疗普通的外感病症中的鼻塞不通，中医芳香类的药都有芳香开窍的作用。我们通过查找文献发现，香囊在防疫中发挥了巨大的作用，武汉以及其他一些地区的专家都做过香囊和芳香药物的机制实验研究，我们现在也在研究国医大师周仲瑛的香囊方，通过药理研究也揭示了它的科学性。我们发现香囊中的某些成分能主动形成鼻腔保护黏膜，这也使机体可以做到中医讲的正气存内，邪不可干。芳香药物吸入后，它形成了芳香类的药物黏膜，对于飞沫、气溶胶等可以起到有效的防治作用。芳香类的大部分药物都有通窍醒神的作用，窍既包括耳窍、目窍，也包括鼻窍，所以也可以用在其他常见的一些病症里面。

第四节

调补脾胃

原文节选

林黛玉体弱多病，服用人参养荣丸

众人见黛玉年貌虽小，其举止言谈不俗，身体面庞虽怯弱不胜，却有一段自然的风流态度，便知他有不足之症。因问："常服何药？如何不急为疗治？"黛玉道："我自来是如此，从会吃饮食时便吃药，到今日未断，请了多少名医修方配药，皆不见效。那一年我三岁时，听得说来了一个癞头和尚，说要化我去出家，我父母固是不从。他又说：'既舍不得他，只怕他的病一生也不能好的了。若要好时，除非从此以后总不许见哭声；除父母之外，凡有外姓亲友之人，一概不见，方可平安了此一世。'疯疯癫癫，说了这些不经之谈，也没人理他。如今还是吃人参养荣丸。"贾母道："正好，我这里正配丸药呢。叫他们多配一料就是了。"

《红楼梦》第三回：
贾雨村夤缘复旧职　林黛玉抛父进京都

学生提问：在《红楼梦》第三回中，众人第一次见到林黛玉，便知道她有不足之症，她自己说道，（会）吃饭的时候就开始吃药了，然后一个和尚说要化她出家，如果父母不愿意的话，她的病是一生也不能好的。因为这和尚疯疯癫癫的说些不经之谈，也没有人理他，黛玉如今还是吃人参养荣丸。人参是《红楼梦》中一味常见的中药，许多回都有它的出现，包括黛玉吃的人参养荣丸、秦可卿吃的益气养荣补脾和肝汤以及贾瑞吃的独参汤。它作为一种名贵的珍稀药材，同时也是《神农本草经》里面的上品药材。而林黛玉长期服用人参养荣丸，疾病仍不见好转，是原著所描述的前世缘由或是情志不畅导致控制不佳，还是由于药不对症？

老师科普：癫头和尚在此处想要度化林黛玉，并且说了一堆在常人看来疯疯癫癫的话，其实暗示林黛玉的病根源在于心理问题，需要清心静养，需要少却是非烦恼，而出家自然就是最好的方式。但是常人自然无法理解癫头和尚的话，自然不理会他，黛玉便只能靠人参养荣丸来保健。在这里，林黛玉描述自身情况的情节是小说描述，不完全是真正的医案，所以这里面不一定是前世的缘由，而是故事情节的安排。它不完全是真实的医案，虽然写得非常真实，让读者身临其境。究其整体，还是和人物性格导致的情绪不畅有关系。

人参养荣丸传统是补养气血的，而且这个养荣就是养营，同时养阴分，还具有健脾补脾的作用，因为脾胃为后天之本。众人见黛玉便知她有"不足之症"。这个不足之症在古代有两种：一种是先天不足，以补肾为主；一种是后天不足，以健脾胃为主。所以人参养荣丸，实际上是先天后天都补，其实是可以使用的。也就是我们中医讲的先天不足补后天，后天不足补先天，脾虚的病可以通过补肾来调补。以前周仲瑛教授讲过，肾虚的病可以通过调脾胃来解决，补脾胃是王道。

但是有个问题，林黛玉在《红楼梦》里面都是悲情的，情绪不畅属于肝郁，长期吃人参养荣丸也只能勉强维持，如果她连人参养荣丸都不吃的话，病情可能会更加严重。但是从黛玉的表现来看的话，此药物主要对于病情起到治标的作用，而不能治本。若要治本也不是用逍遥丸等药物，得让她解了心病，所以由此看出这里应用人参养荣丸并不是药不对症，确实是中医讲治标和治本的问题。这就是周仲瑛教授讲的第二病因。不思饮食，这个病往前推是脾虚，那么人参养荣丸固然是健脾的，那假如要治本，直接使用健脾开胃的药物，像焦三仙、焦四仙、焦五仙是治标法。但是再往前推，林黛玉是肝郁脾虚，肝气不舒影响了脾的运化，可能用逍遥丸疏肝理气是治本，用人生养荣丸是治标。

所以说中医诊病它是个动态辨证的过程，再往前推，从身心同治角度来说，心理上的这种疾病才是她病的根源。

很多人认为标和本的问题是中医里面最难理解的问题，其实这个就是很好的一个例子。

[焦三仙、焦四仙、焦五仙：焦三仙包括焦山楂、炒麦芽、焦神曲，焦四仙包括焦山楂、炒麦芽、焦神曲、炒谷芽，焦五仙包括焦山楂、炒麦芽、焦神曲、焦鸡内金、炒谷芽。]

学生提问：人参养荣丸里实际用的是人参还是党参？

老师科普：张锡纯有云："人参之种类不一，古所用之人参，方书皆谓出于上党，即今之党参是也。考《本经》载，人参味甘，未尝言苦，今党参味甘，辽人参则甘而微苦，古之人参其为今之党参无疑也。"按照历史考证，清代以后，尤其是清军入关之后，已经有长白山人参了。在唐宋以前的作品里，我们一般认为所提到的人参都是党参。所以此处人参养荣丸里用到的应当是货真价实的人参。传统讲人参会存在补药乱用的问题。中医有句老话叫"用之得当，巴豆砒霜也是救人良药；用之不当，黄芪人参也是杀人毒药"。所以使用方法很重要。像现在高血压的患者，给他过量使用黄芪、人参，血压升高会出现脑出血意外，这类问题还是要多加注意的。

学生提问：中风后遗症用补阳还五汤，里面重剂用黄芪，做数据挖掘发现了黄芪用到 30 克以上，这个补气作用还是有的，升压作用下降了，超过 60 克，还有一定的降压作用。按照补阳的比例，正常情况桃仁、红花用到 10 克，黄芪应该用到 400 克了。除了黄芪，升麻也有活血的作用。就这些药用下去，如果是这种中风后遗症，那是不是这种原方剂量就不适合用？

老师回答：这个也有临床专家做过研究，他们没有用到这么大的量，但是其用量是超过正常的 50 克的用量。临床研究发现，该种用法的临床效果是比较显著的，但是具体再分的话，目前阶段的科学研究可能没有那么细，这个内容是值得深挖，做学术研究的。我们如今为什么要做真实世界的研究？真实世界研究这个内容十分重要，它的意义在于会有大量的真实数据反馈出来。很多名家医案经验，再加上一些基本的临床研究，如果要研究更深层次的内容，需要采集更大的样本量；如果研究者取值太小，样本量过小，往往就只能看到一部分，不能看到全貌，往往就会产生数据上所谓的"偏移"。

中药炮制

原文节选

鳖血黄酒混合与柴胡拌炒，抑制柴胡升浮之性

贾琏道："紫鹃姐姐，你先把姑娘的病势向王老爷说说。"王大夫道："且慢说。等我诊了脉，听我说了看是对不对，若有不合的地方，姑娘们再告诉我。"紫鹃便向帐中扶出黛玉的一只手来，搁在迎手上。紫鹃又把镯子连袖子轻轻的搂起，不叫压住了脉息。那王大夫诊了好一回儿，又换那只手也诊了，便同贾琏出来，到外间屋里坐下，说道："六脉皆弦，因平日郁结所致。"说着，紫鹃也出来站在里间门口。那王大夫便向紫鹃道："这病时常应得头晕，减饮食，多梦，每到五更，必醒个几次。即日间听见不干自己的事，也必要动气，且多疑多惧。不知者疑为性情乖诞，其实因肝阴亏损，心气衰耗，都是这个病在那里作怪。不知是否？"紫鹃点点头儿，向贾琏道："说的很是。"

王太医道："既这样就是了。"说毕起身，同贾琏往外书房去开方子。小厮们早已预备下一张梅红单帖，王太医吃了茶，因提笔先写道：

六脉弦迟，素由积郁。左寸无力，心气已衰。关脉独洪，肝邪偏旺。木气不能疏达，势必上侵脾土，饮食无味，甚至胜所不胜，肺金定受其殃。气不流精，凝而为痰；血随气涌，自然咳吐。理宜疏肝保肺，涵养心脾。虽有补剂，未可骤施。姑拟黑逍遥以开其先，复用归肺固金以继其后。不揣固陋，俟高明裁服。

又将七味药与引子写了。贾琏拿来看时，问道："血势上冲，柴胡使得么？"王大夫笑道："二爷但知柴胡是升提之品，为吐衄所忌。岂知用鳖血拌炒，非柴胡不足宣少阳甲胆之气。以鳖血制之，使其不致升提，且能培养肝阴，制遏邪火。所以《内经》说：'通因通用，塞因塞用。'柴胡用鳖血拌炒，正是'假周勃以安刘'的法子。"贾琏点头道："原来是这么着，这就是了。"王大夫又道："先请服两剂，再加减或再换方子罢。我还有一点小事，不能久坐，容日再来请安。"

《红楼梦》第八十三回：
省宫闱贾元妃染恙　闹闺阃薛宝钗吞声

科普问答

学生提问: 在《红楼梦》第八十三回中，王太医给黛玉诊病，治疗理论是疏肝保肺，涵养心脾。这段诊断的合理性和正确性如何呢？

老师科普: 在这段文字中，将王大夫与贾琏、紫鹃的对话与王大夫所书写的方子结合起来，就是一份完整的病案分析。王大夫诊病的重点是切脉，以脉象论病机病因，进一步辩证用药，十分接近真实情况。

王大夫首先说道："六脉皆弦，因平日郁结所致。"十分清晰明了地点明了脉象反映出的病因。林黛玉存在由于自身原因和遭遇影响所导致的悲观郁闷的心态，自幼离开父母只身前往外祖母家，身边人际关系复杂，感情不顺利……种种遭遇使其长期处于一种压抑悲伤的情绪之中，难以排解，久病不见好转。

"六脉弦迟，素由积郁"，王大夫在把脉之后，认为林黛玉左右手的寸、关、尺脉均表现为弦且迟，可以认为她的病机是气机不畅，肝失疏泄。弦脉主气滞，迟脉主寒，气滞血行不畅也可以导致迟脉。所以大夫由林黛玉的脉象为弦且迟诊断其平时可能总是较为郁闷不得疏解。

"左寸无力，心气已衰"，这里是大夫进一步对左手寸脉进行具体描述，左寸主要反映心的病状，"左寸无力"则说明心气衰弱；而"关脉独洪，肝邪偏旺"，左关反映肝的情况，其他脉表现为无力虚弱，而肝脉却洪大有力，正反映了肝邪偏旺，肝气郁结。"木气不能疏达，是必上侵脾土，饮食无味"，这里是根据五脏对应五行的生克制化关系来分析具体的病机。在对应关系中肝属木，脾属土，由于肝气郁结难以疏泄，在五行关系之中，木克土，肝气偏盛自然会导致属土之脾气被克制，会表现为脾失健运，纳食不馨，不思饮食。"甚至胜所不胜，肺金定受其殃"，这里也是运用了五行相乘相侮规律中，金克木，金为木所不胜，木偏乘则金不能克制木，出现木火刑金的相侮表现，肺反受及伤害。

"气不流精，凝而为痰"，脾不健运，水谷精微难以被运化至全身，凝结在局部形成痰饮；"血随气涌，自然咳吐"，伤及肺脏，血液不能在脉中正常循行，流出脉外则出现咳血，吐血的现象。

后谈到治法，王大夫提出"理宜疏肝保肺，涵养心脾"，病因为肝郁而产生，所以应当先疏肝解郁，肝郁被疏解才能保护肺气，而心脾受损，也应该进行补养。但是王大夫此时又提出"虽有补剂，未可骤施"，由于肝气郁结，不可以过补，过补反而会导致疾病发展。所以这里王大夫"姑拟黑逍遥以开其先，复用归肺固金以继其后"，即先从疏肝解郁入手，气机调畅之后，再利用补益之剂。

"黑逍遥"，一般认为是指黑逍遥散，即逍遥散加生地黄或熟地黄，具有疏肝解郁、健脾养血的功效。因病者肝郁化火，肝阴亏损，故方中之地黄当用生者可知。方中七味药为：柴胡、当归、白芍、白术、茯苓、炙甘草、生地黄。其引子，乃指生姜、薄荷。

治疗肝旺阴亏、咳吐痰血之证用柴胡升散之药品，其劫肝阴、动郁火的弊端确实显而易见。医者对柴胡使用"鳖血拌炒"，既可以发挥其优势又可以牵制其弊端，使之疏肝而又养阴，一举两得，这一处足见作者对中药炮制学了解之深。在面对吐血、咳血不可以用柴胡的疑问之时，提出肝郁气滞用滋养肝阴之鳖血，柴胡则无升提之害，同时鳖血也避免了壅滞之虑，相辅相成。用西汉初年绛侯周勃除诸吕以安定刘氏王朝之典故来比喻，其意在说明柴胡凭借鳖血的帮助，可以发展它的作用。

服用黑逍遥散后，若肝郁得解，肝气得疏，则可以进一步使用补剂。文中提出"归肺""固金"两个方剂。作者提出用此二方"以继其后"，根据用黑逍遥散后病情具体变化情况来进行分析。按中医辨证，其病属郁证；按西医诊断，则有医家认为林黛玉患的是肺结核病。而这里王大夫的诊疗过程可谓是十分精妙，言简意赅，虽自谦"不揣固陋，俟高明裁服"，却足以见其功力。

学生提问：后续他选用柴胡作药，他认为鳖血与黄酒混合之后，再与柴胡拌炒，能够抑制柴胡的升浮之性，增强清肝退热之功效。而如今小柴胡也因感冒药被大众熟知。现代研究证明，柴胡具有提高免疫功能、抗辐射损伤等功效，可见它的功效众多。主要包括有哪些功效？

老师科普：周仲瑛教授讲古法，里面确实是用鳖血炒柴胡，为什么呢？按照中医传统老规矩辨舌用药，看舌苔若是苔腻和苔燥，则不用鳖甲。因为柴胡劫肝阴，所以周仲瑛教授用四逆散一般是柴胡配芍药，以柔肝、养肝为目的，柴胡与芍药的剂量比是 1∶2，即芍药两倍于柴胡。周仲瑛教授也提过鳖血炒柴胡，从中医角度讲，鳖血和鳖甲本身也是入肝的，鳖甲煎丸现在药理研究证明可以治疗肝硬化。所以在正常情况下，鳖血炒柴胡中的柴胡也入肝，它本身是治疗肝的燥性的，《黄帝内经》里面说到通因通用、塞因塞用。为什么四大名著在中国历史上成为不可逾越的巅峰？像曹雪芹不权相当有文学生活功底，而且他对当时的民俗、礼仪以及传统的医药还是很了解的。

小柴胡实际上是柴胡类制剂，来源于经方，一般柴胡有很多功效，中医讲，柴胡是升散阳气、解表退热的。现在有些药房不太讲究分类，而南京中医药大学国医堂、百草堂分有春柴胡和醋柴胡，春柴胡就是生柴胡，可以发汗解表、解一身之表邪，还有理气疏散的作用。而我们一般认为柴胡用醋制了以后，醋是入肝的，它先入肝，后面才有表散的作用，所以疏肝理气用四逆散应该用醋柴胡，这种使用方法还是要注意区分的。有人认为柴胡是入少阳胆经的，伤寒专家经常用，所以传统讲柴胡确实有很多功效，至于它的抗辐射损伤功效可能是现代药理研究的发现。小柴胡之类的制剂，一般被认为是治疗外感的常用药物方案，但是外感病因不同，所需要使用的药物也有区别。老百姓对于治疗一般感冒发烧的成药，有时候会分不清楚是病毒性的还是细菌性的情况。我们一般是建议用成药的组合，比如像现在的板蓝根颗粒，有药理研究它有一定的抗病毒作用，正常情况也有利咽的作用，很多病毒性感冒，像这次我们看很多感染新冠的患者，很多都是咽痛，而利咽用板蓝根是可以的。

如果没有发烧，正常情况正柴胡配板蓝根，直接同时使用，相当于小复方的作用，可以很好缓解患者如流鼻涕、打喷嚏、嗓子痛等症状，也相当于将细菌性感冒同病毒性感冒一起处理。如果有发烧的症状，一般建议用小柴胡加板蓝根，因为小柴胡本身有退热的作用，在临床如果遇到患者晚上突然出现这种情况，他在家中手边没有草药也无法去配制，只能拿一些中成药，就（可以）用这种办法来解决。所以这也能看出正柴胡、小柴胡包括大柴胡，都有不同的适应证。小柴胡主要是表里双解，有退热作用，以此作为基础，根据病人个体的不同情况对药味、药量进行加减调整。

养血名方

原文节选

地黄、当归配伍，益神养血之剂

话说宝玉见晴雯将雀裘补完，已使的力尽神危，忙命小丫头子来替他捶着，彼此捶打了一会歇下。没一顿饭的工夫，天已大亮，且不出门，只叫快传大夫。一时王太医来了，诊了脉，疑惑说道："昨日已好了些，今日如何反虚微浮缩起来，敢是吃多了饮食？不然就是劳了神思。外感却倒清了，这汗后失于调养，非同小可。"一面说，一面出去开了药方进来。

宝玉看时，已将疏散驱邪诸药减去了，倒添了茯苓、地黄、当归等益神养血之剂。宝玉一面忙命人煎去，一面叹说："这怎么处！倘或有个好歹，都是我的罪孽。"晴雯睡在枕上嗐道："好太爷！你干你的去罢，那里就得痨病了。"宝玉无奈，只得去了。至下半天，说身上不好就回来了。

晴雯此症虽重，幸亏他素习是个使力不使心的；再素习饮食清淡，饥饱无伤。这贾宅中的风俗秘法，无论上下，只一略有些伤风咳嗽，总以净饿为主，次则服药调养。故于前日一病时，净饿了两三日，又谨慎服药调治，如今劳碌了些，又加倍培养了几日，便渐渐的好了。

《红楼梦》第五十三回：
宁国府除夕祭宗祠　荣国府元宵开夜宴

学生提问：在《红楼梦》第五十三回中，宝玉请太医来为晴雯看病，发现太医将疏散驱邪的药减去了，添了茯苓、地黄、当归等益神养血的药物。地黄和当归配伍的频率是很高的，主要是因为二者有一些相近之处，均能活血补血，相辅相成。配伍组成的功效也很多，运用十分广泛。我们现在知道地黄有生地黄和熟地黄之分，那它们加工方式不同，分别与当归进行配伍，功效上会有不同吗？或者说我们常见的中药通过一些不同的加工炮制方法，药性会有明显的差异吗？

老师科普：其实生地黄、熟地黄都是地黄的炮制加工品，它们在临床上有不同的用法。一般认为熟地黄偏温，偏于温补的，补血补肾，生地黄偏于凉血散瘀，像周仲瑛教授的犀角地黄汤里面用的是生地黄。实际上四物汤中当归、芍药、地黄、川芎，是两味偏补、两味偏泻的，为什么地黄跟当归相对来说配伍使用比较多？是从四物汤里面来的，它们本身是补血的两味药。中药的炮制加工是大科学，药学院专门有炮制这个专业方向，很多药物炮制了以后药性会发生一些明显的变化。

就像生枣仁和熟枣仁，一个是醒神的，一个是安神的，在"四小经典"里面就有说明。生地黄、熟地黄，一个偏于补血，一个偏于凉散。其实地黄的炮制方法跟首乌很像，它属于九蒸九制，古人非常讲究。传统上说但凡这种补肾的药物，都要跟黑豆、黑米放在一起先蒸一遍，蒸了以后再拿去晒，晒完了再蒸，蒸完再晒，蒸、晒各9次之后，不管是首乌还是地黄，掰开以后通体透亮透黑的。像首乌，没制前白首乌有一定的毒性，制完了以后能减毒增效、补益肝肾，尤其是它不伤肝，所以炮制后把首乌掰开了可以看到通体都是透亮透黑的，里面没有一点白色，这才是炮制到位的。但是这个工艺就很复杂了，也会使得一种普通的中药在这种工艺加工以后，不但疗效发生变化，而且补益作用可能更强，本来只是补养肝血，按照精血同源的思路来推进，炮制后增加了补肾阴的功效。这属于药物特定的基于功效的深加工，也导致药物的价格增高。

老师回答：有个纪录片叫《本草中国》，里面介绍首乌是用大蒸锅来炮制的。把它和黑豆、黄酒一起蒸，蒸完之后晒干，然后再蒸、再晒干，它整个的功效就会不一样。地黄有一个别称，叫地髓，它滋阴补肾的作用是比较强的。四物汤用熟地黄，滋阴血的作用会非常强。在中医领域，十分重视炮制加工方法对药性的影响，并深入探究减毒增效的方式。现在中药炮制领域在研究中药指纹图谱，即中药里面到底有什么成分？它的含量怎么样？可以用特定的仪器检验出药材中的化学成分对应的图谱。炮制品和原药材的图谱不一样，证明炮制之后它的成分其实是有变化的。

虎狼之药

原文节选

胡庸医给晴雯用枳实、麻黄

宝玉看时，上面有紫苏、桔梗、防风、荆芥等药，后面又有枳实、麻黄。宝玉道："该死，该死，他拿着女孩儿们也像我们一样的治，如何使得！凭他有什么内滞，这枳实、麻黄如何禁得。谁请了来的？快打发他去罢！再请一个熟的来。"

《红楼梦》第五十一回：
薛小妹新编怀古诗　胡庸医乱用虎狼药

学生提问：在《红楼梦》第五十一回，太医认为晴雯得的是小伤寒，就给她开服麻黄和枳实，但是这时宝玉生气了，他说怎么能拿女孩也像我们一样治呢？那么麻黄和枳实的功效具体是什么呢？为什么宝玉认为晴雯的身体禁不住它们的药效，以及女性用药时会有一些需要特别注意的事项吗？

老师科普：古代医家很多都认为麻黄是虎狼之药，包括枳实是扩散作用比较强的药物，这一回讲到胡庸医用虎狼药，如果用之得当，麻黄是可以用的，这证明宝玉对中药还是有一些了解的。正是因为《红楼梦》中提及麻黄并认为它是虎狼之药，所以如今一提到麻黄，人们就将其与虎狼之药联系起来。

传统上讲麻黄具有发汗解表、利水平喘等功效。中医传统治疗水肿使用麻黄连翘赤小豆汤，治疗平喘使用大金龙、小青龙等等。枳实具有破气消积、化痰除痞作用，在理气通腑、沉气类的药里面都可以用到。《红楼梦》里面认为麻黄是虎狼之药，比较猛，女孩子架不住攻逐，实际情况可以应用，只是需要进行用量调整。周仲瑛教授以前在临床运用的时候，讲水蛭标准用量是3克，像抵当汤用它来养血通经和治疗腰突，周老用了很多。他曾经也用过1克水蛭，他称之为"峻药轻投"，这种使用方法往往有着独特的疗效，所以后来我们也用过细辛1克、麻黄2克，在儿科病里面有时候用一点，几克。实际上应该讲量、效之间有一定关系。像麻黄主要是麻黄碱，用多了以后会对心脏有一些影响，心率会加快。所以古籍上也讲体质虚的人不宜用麻黄，而身体比较壮实的、架得住发汗的人是可以用的。所以这两个药确实相对来说破散作用和攻逐作用比较强，但是峻药轻投就可以使用，不是绝对禁忌的。像女孩子用药，在《傅青主女科》里面讲女子以血为本，补养阴血是最核心的，研究众多古籍发现其中有一个思路是女性抗衰老的，治疗多见补血养阴。

学生提问：《药性赋》当中讲，宽中下气，枳壳缓而枳实速也。有些老中医觉得枳壳是升提的，而不是下气的。但是《药性赋》的确讲到枳壳是下气的。这里应当如何理解呢？

老师科普：这实际上是中医"四小经典"里《药性赋》里面的内容，一是利于大家记住这个药，二是它里面介绍了一些药性功效。其实有的医家对此是有争议的。就像刚才讲的问题，不同的专家有自己的一些使用经验，但从花、叶子、皮、根、茎来说，认识中药有规律性，枳壳和枳实用药还是有差别，目前普遍认为枳实下气更厉害一点。所以一般我们在四逆散的这个基础上，会改变原方使用枳壳，进行药味的加减转换。中医临床讲，女性用疏肝理气的药物不可过猛。有的认为枳壳是升提的，有的认为枳壳的作用比枳实更重一点，但其实都有待进一步研究，我们一般从临床角度还是比较倾向于《药性赋》里面的观点。

知识链接

《药性赋》，原书未著撰人，据考证约为金元时期作品。原为中医初学中药的启蒙书。该书将248种常用中药按药性分寒、热、温、平四类，用韵语编写成赋体，言简意赅，朗朗上口，便于诵读记忆。尤其是对药性概括精辟，一经铭记在心，受用终生，颇受历代读者喜爱，长盛不衰。

《西游记》里的中医智慧

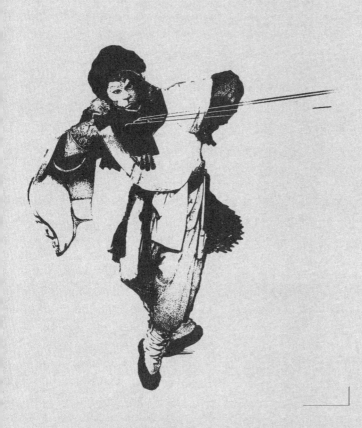

吴承恩嘉靖八年（1529年）到淮安知府葛木所创办的龙溪书院读书，得到葛木的赏识。其时吴承恩搜求的奇闻已「贮满胸中」，并且有了创作的打算。嘉靖十年（1531年），吴承恩来到南京的江南贡院参加乡试，但不幸名落孙山。嘉靖二十八年（1549年），吴承恩来到南京国子监读书。隆庆二年（1568年）吴承恩到蕲州（今湖北蕲春）荆王府回乡，开始着力撰写《西游记》。隆庆四年（1570年），吴承恩出任荆王府纪善。万历元年（1573年），吴承恩完成《西游记》的撰写（万历二十年，1592年出版）。

李时珍（1518—1593年）系吴承恩好友，字东璧，晚年自号濒湖山人，湖北蕲州人。明代医药学家、博物学家。明隆庆二年（1568年）秋，吴承恩到蕲州出任荆王府纪善，当时荆王府的王爷正是第五代荆王朱翊钜。王爷喜欢舞文弄墨，热情接待了吴承恩，在宴席上吴承恩结识了比自己小14岁的名医李时珍，便有了一段鲜为人知的交往。席间，李时珍见吴承恩身弱体衰，回去后便以人参、沉香、陈皮、当归、茯苓、麦冬、川芎、五味子、忍冬藤等32种药材，配七成陈年谷酒，泡制成药酒赠给吴承恩。这种药酒有强筋壮骨、祛风活血、补血健脑、滋阴壮阳、静神安眠、益寿延年之功效，吴承恩坚持饮用，不仅一扫快快病态，而且身体一天好过一天，精神焕发，写作精力充沛。所以说《西游记》成书也有李时珍的一份功劳，两人因此成了忘年交。

吴承恩从李时珍那里学到了很多医药学知

仕途坎坷，直到嘉靖二十九年（1550年），才补为岁贡生，后落榜，在国子监就读。嘉靖四十五年（1566年），年逾60岁的吴承恩终于以贡生的身份升为长兴县丞，但好景不长，吴承恩在任仅两年便被人诬为贪污入狱，被释放后罢官而去；隆庆二年（1568年），得以平反，应召赴湖北，任荆王朱翊钜府第纪善；隆庆四年（1570年），辞官回乡，约于万历十年（1582年）去世，无后人。吴承恩创作的《西游记》是中国古典四大名著之一，是中国第一部长篇神魔小说。《西游记》在出版发行后被译为英、俄、日、法、德、意等十几种文字。《西游记》在世界所称颂。吴承恩晚年以吟诗作画自娱，还编订了《花草新编》，著有志怪小说《禹鼎记》4卷、《续稿》1卷。可惜原稿遗失，后人将其诗文辑成《射阳先生存稿》4卷、《续稿》1卷。李维桢在《吴射阳先生集选叙》中称赞其「天下方驰骛七子，而汝忠之为汝忠自如」。

《西游记》是中国古代第一部浪漫主义章回体长篇神魔小说。

今见最早的《西游记》版本是明代万历二十年（1592年）金陵世德堂《新刻出像官板大字西游记》，未署作者姓名。鲁迅、董作宾等人根据《淮安府志》「吴承恩《西游记》」的记载最终论定「吴承恩原著」。

该小说主要讲述了孙悟空出世，跟随菩提祖师学艺及大闹天宫后，遇见了唐僧、猪八戒、沙僧和白龙马，西行取经，一路上历经艰险，降妖除魔，经历了九九八十一难，终于到达西天见到如来佛祖，最终五圣成真的故事。该小说以「玄奘取经」这一历史事件为蓝本，经作者的艺术加工，深刻地描绘出明代百姓的社会生活状况。

《西游记》是中国神魔小说的经典之作，达到了古代长篇浪漫主义小说的巅峰，与《三国演义》《水浒传》《红楼梦》并称为中国古典四大名著。

作者介绍

吴承恩（约1504—1582年），字汝忠，号射阳居士，射阳山人。祖籍涟水（今江苏涟水），后徙居山阳（今江苏淮安）。中国明代作家、官员。吴承恩十多岁时就以文才出众而享有盛名；嘉靖八年（1529年），就读于龙溪书院，成为「法筵人」，虽才华出众，但多次名落孙山。吴承恩约于嘉靖二十一年（1542年）完成小说《西游记》初稿，之后继续走科考之路，但仍然识，在创作《西游记》过程中得心应手地运用了很多中医药知识。当时李时珍在写《本草纲目》，吴承恩在写《西游记》，二人都在后人眼中的旷世奇书，同是著书立说人，二人情投意合，互为启发，相得益彰。他们经常利用闲暇时间一起到当时属蕲州治下的圣山、名山、药山等地探奇览胜、行医采药，各得其所。《西游记》中许多绘声绘色、妙趣横生的医药故事，都来源于李时珍的《本草纲目》，只不过将文字、地名、人名等略作变动。

湖北武穴匡山由横岗山、太平山、层峰山、五峰山和灵山五座大山组成，横跨蕲春、黄梅和广济（今武穴市）三县，自古享有『匡庐奇秀甲天下』『南庐北匡』之盛誉。匡山珍奇异兽出没，奇花异草芬芳。据统计，匡山有木本植物260多种，草本植物210余种，中草药600多种，银杏、水杉、七叶一枝花、一柱香何首乌、黄精、茯苓、仙鹤草、弥猴桃、山楂、野山桃等珍稀植物都能在匡山找到。匡山山高云深，草木茂密，飞禽走兽繁多。有苍鹰、猫头鹰、啄木鸟、野鸡、蜻蜓、蝴蝶等80多种鸟和昆虫，老虎、豺狼、乌龟、鳖、癫蛤蟆、蜥蜴等60多种水生类动物，蝾螈（像娃娃鱼）、金钱豹等120多种兽类及爬行类动物，何等神奇。匡山是中国禅宗四祖道信的出生地。禅宗三祖、四祖、五祖和六祖都曾在匡山一带修行和卓锡，并传授衣钵。历代诗人和帝王，如李白、杜甫、白居易、徐霞客和乾隆皇帝等都到过匡山，并留下了许多名篇佳句。匡山悠久灿烂的历史文化、鬼斧神工的自然景观、千古流传的神话传说，如诗如画的名胜古迹和得天独厚、独一无二的山形地貌、丰富的中药材资源等为吴承恩创作《西游记》、李时珍编撰《本草纲目》提供了写作源泉。

药食同源

原文节选

　　次日，众猴果去采仙桃，摘异果，刨山药，劚黄精，芝兰香蕙，瑶草奇花，般般件件，整整齐齐，摆开石凳石桌，排列仙酒仙肴。但见那：

　　金丸珠弹，红绽黄肥。金丸珠弹腊樱桃，色真甘美；红绽黄肥熟梅子，味果香酸。鲜龙眼，肉甜皮薄；火荔枝，核小囊红。林檎碧实连枝献，枇杷缃苞带叶擎。兔头梨子鸡心枣，消渴除烦更解酲。香桃烂杏，美甘甘似玉液琼浆；脆李杨梅，酸荫荫如脂酥膏酪。红囊黑子熟西瓜，四瓣黄皮大柿子。石榴裂破，丹砂粒现火晶珠；芋栗剖开，坚硬肉团金玛瑙。胡桃银杏可传茶，椰子葡萄能做酒。榛松榧柰满盘盛，橘蔗柑橙盈案摆。熟煨山药，烂煮黄精。捣碎茯苓并薏苡，石锅微火漫炊羹。人间纵有珍馐味，怎比山猴乐更宁？

选自《西游记》第一回：
灵根育孕源流出　心性修持大道生

少顷，移过桌子，摆着许多面筋、豆腐、芋苗、萝白、辣芥、蔓菁、香稻米饭、醋烧葵汤，师徒们尽饱一餐。

选自《西游记》第六十七回：
拯救驼罗禅性稳　脱离秽污道心清

正说处，有管事的送支应来，乃是一盘白米、一盘白面、两把青菜、四块豆腐、两个面筋、一盘干笋、一盘木耳。

……

行者道："酒店、米铺、磨坊，并绫罗杂货不消说；着然又好茶房、面店，大烧饼、大馍馍，饭店又有好汤饭、好椒料、好蔬菜，与那异品的糖糕、蒸酥、点心、饺子、油食、蜜食，……无数好东西。我去买些儿请你如何？"

选自《西游记》第六十八回：
朱紫国唐僧论前世　孙行者施为三折肱

这行者与八戒、沙僧，对师父唱了个喏，随后众官都至。只见那上面有四张素桌面，都是吃一看十的筵席；前面有一张荤桌面，也是吃一看十的珍馐。左右有四五百张单桌面，真个排得齐整：

古云："珍羞百味，美禄千钟。琼膏酥酪，锦缕肥红。"宝妆花彩艳，果品味香浓。斗糖龙缠列狮仙，饼锭拖炉摆凤侣。荤有猪羊鸡鹅鱼鸭般般肉，素有蔬肴笋芽木耳并蘑菇。几样香汤饼，数次透糖酥。滑软黄粱饭，清新菇米糊。色色粉汤香又辣，般般添换美还甜。君臣举盏方安席，名分品级慢传壶。

选自《西游记》第六十九回：
心主夜间修药物　君王筵上论妖邪

三怪道："要三十个会烹煮的，与他些精米、细面、竹笋、茶芽、香蕈、蘑菇、豆腐、面筋，着他二十里，或三十里，搭下窝铺，安排茶饭，管待唐僧。"

选自《西游记》第七十六回：
心神居舍魔归性　木母同降怪体真

好素宴：

五彩盈门，异香满座。桌挂绣纬生锦艳，地铺红毯幌霞光。宝鸭内，沉檀香袅；御筵前，蔬品香馨。看盘高果砌楼台，龙缠斗糖摆走兽。鸳鸯锭，狮仙糖，似模似样；鹦鹉杯，鸬鹚杓，如相如形。席前果品般般盛，案上斋肴件件精。魁圆茧栗，鲜荔子桃。枣儿柿饼味甘甜，松子葡萄香腻酒。几般蜜食，数品蒸酥。油札糖浇，花团锦砌。金盘高垒大馍馍，银碗满盛香稻饭。辣燶燶汤水粉条长，香喷喷相连添换美。说不尽蘑菇、木耳、嫩笋、黄精，十香素菜，百味珍羞。

选自《西游记》第七十九回：
寻洞擒妖逢老寿　当朝正主救婴儿

垒钿桌上，有异样珍羞；篾丝盘中，盛稀奇素物。林檎、橄榄、莲肉、葡萄、榧、柰、榛、松、荔枝、龙眼、山栗、风菱、枣儿、柿子、胡桃、银杏、金桔、香橙，果子随山有；蔬菜更时新：豆腐、面筋、木耳、鲜笋、蘑菇、香蕈、山药、黄精。石花菜、黄花菜，青油煎炒；扁豆角、江豆角，熟酱调成。王瓜、瓠子、白果、蔓菁。镟皮茄子鹌鹑做，剔种冬瓜方且名。烂煨芋头糖拌着，白煮萝卜醋浇烹。椒姜辛辣般般美，醯淡调和色色平。

选自《西游记》第八十二回：
姹女求阳　元神护道

　　果然不多时，展抹桌凳，摆将上来。果是几盘野菜。但见那：

　　嫩焯黄花菜，酸齑白鼓丁。浮蔷马齿苋，江荠雁肠英。燕子不来香且嫩，芽儿拳小脆还青。烂煮马蓝头，白熝狗脚迹。猫耳朵，野落荜，灰条熟烂能中吃；剪刀股，牛塘利，倒灌窝螺操帚荠。碎米荠，莴菜荠，几品青香又滑腻。油炒乌英花，菱科甚可夸；蒲根菜并茭儿菜，四般近水实清华。看麦娘，娇且佳；破破纳，不穿他；苦麻台下藩篱架。雀儿绵单，猢狲脚迹；油灼灼煎来只好吃。斜蒿青蒿抱娘蒿，灯蛾儿飞上板荞荞。羊耳秃，枸杞头，加上乌蓝不用油。几般野菜一餐饭，樵子虔心为谢酬。

选自《西游记》第八十六回：
木母助威征怪物　金公施法灭妖邪

果是中华大国，比寻常不同。你看那：

门悬彩绣，地衬红毡。异香馥郁，奇品新鲜。琥珀杯，玻璃盏，镶金点翠；黄金盘，白玉碗，嵌锦花缠。烂煮蔓菁，糖浇香芋。蘑菇甜美，海菜清奇。几次添来姜辣笋，数番办上蜜调葵。面筋椿树叶，木耳豆腐皮。石花仙菜，蕨粉干薇。花椒煮菜菔，芥末拌瓜丝。几盘素品还犹可，数种奇稀果夺魁。核桃柿饼，龙眼荔枝。宣州茧栗山东枣，江南银杏兔头梨。榛松莲肉葡萄大，榧子瓜仁菱米齐。橄榄林檎，苹婆沙果。慈菇嫩藕，脆李杨梅。……还有些蒸酥蜜食兼嘉馔，更有那美酒香茶与异奇。说不尽百味珍羞真上品，果然是中华大国异西夷。

选自《西游记》第一百回：
径回东土　五圣成真

学生提问：《西游记》中有许多比较有特色的药物食物，第一回中提到了在花果山中有很多鲜果时蔬，特别是这一句，"熟煨山药，烂煮黄精。捣碎茯苓并薏苡，石锅微火漫炊羹"，可以看出，在这个药膳中提到了四味中药，山药、黄精、茯苓、薏苡仁。想问问老师，这个药膳中各种中药的作用（是什么）？

老师科普：书的开篇提到关于中药的内容，反映山中资源丰富，中药本草比较多，山药、黄精、茯苓、薏苡仁都是中药里药食同源的好药材。中药的种类有很多，《本草纲目》中记载了1 892种中药，中医临床常用的，像药房里的百子柜中大概有400 种中药，而南京中医药大学的国医堂、百草堂，有将近 210 种药物，都是国家食品药品监督管理局规定的。这里药食同源的中药，既是药物也是食物，像书中提到的薏苡仁、山药，在药店、超市、菜场里都是能买到的。经常有患者会问，中药吃的时间长了后，会不会有肝损？其实关键在于组方的药物。如果方子里面大部分都是药食同源的，比如山药，日常吃多了只会健脾、补肺气、补肾，对肝其实没有太大影响，更没有毒性作用。

这几种药比较有特色，既是食物，又是很多药膳里都会用到的药物。山药有补益肺、脾、肾三脏之气的作用，它本身是白色的，可以补肺，而且山药有黏液，有很多带黏液的中药都有一定的补肾作用。黄精，传统讲也有益气养阴的作用。我们中国是佛教大国，比如四大佛教菩萨道场之一的九华山有"地藏黄精"，据说当年金乔觉到了九华山道场，便常年服食黄精（出自《青阳县志》），所以黄精既有补益气阴作用，也可以充饥。茯苓也是如此，传统说茯苓可以健脾利湿、淡渗利湿，像慈禧太后爱吃"茯苓夹饼"（南宋《儒门事亲》中记载："茯苓四两，白面二两，水调作饼，以黄蜡煎熟"），也是认为茯苓有美白、美容、养颜的作用。

传统中医方剂里的四白汤、八白散都用到茯苓和薏仁。薏仁，传统讲有健脾利湿的作用，尤其夏天除湿效果比较好。国医大师朱良春曾在CCTV-4的《中华医药》讲过的养生食疗方，便是常年用薏仁和绿豆煮粥。薏仁绿豆粥有解毒的作用，因为绿豆可以解百毒，清暑益气；同时，薏仁也健脾利湿。而且粥中还加了黄芪，成为可以补气的黄芪绿豆薏仁粥。

老师回答：对的，但有的专家认为薏仁偏寒，对于胃寒的病人，他们不太建议用薏苡仁。

老师科普：其实说实话，像《随息居饮食谱》，王孟英（王士雄，字孟英，著有《霍乱论》《王氏医案》《潜斋医学丛书》《温热经纬》《归砚录》《随息居饮食谱》等十多部著作。对温病的诊治和理论都有独到见解；对寒霍乱、热霍乱症的鉴别和治疗积累了丰富的经验；对人们日常饮食与食疗也做了较系统的研究）写的那本书，里面就讲到西瓜是天生白虎汤（《随息居饮食谱》：甘寒。清肺胃，解暑热，除烦止渴，醒酒凉营，疗喉痹、口疮，治火毒、时证。虽霍乱、泻痢，但因暑火为病者，并可绞汁灌之。以极甜而作梨花香者胜。一名天生白虎汤），就认为感冒发烧吃个西瓜下去，既补液又是大凉。所以，中药的药性药效得用过才可确定。实际上，我们临床来看，生薏苡仁和炒薏苡仁确实在药性上有所差别，有很多患者也问，生薏苡仁患者自己在家用需要把它炒熟吗？还是直接买炒薏苡仁？其实不至于，薏苡仁没有那么大的寒性，相对来说是比较平和的，毕竟也是药食同源的，偏性不会那么大，说是吃下去以后马上就胃部大凉了，或者说是萎缩性胃炎，老寒胃吃完马上就不舒服。其实还不至于。

还有一个我们现在不太讲究了，传统讲薏仁和苡仁是不一样的，"薏苡仁"（one's tears）英文翻译过来是泪滴，就像眼泪一样，但实际上小的是薏仁，大的是苡仁。虽然现在不分了，其实大小是有差别的，以前认为大的更偏于补肾，小的偏于健脾。很多古籍里面有记载，但现在没有分那么细。

老师回答：《药性赋》里说"薏苡理脚气而除风湿"，这个您怎么看？

老师科普：这个对药性的描述，和我们用的教科书不太一样，对吧？其实，这是临床专家的实践所得，同时是以病机的角度去解释薏苡仁的药性，而最核心的病机是利湿。湿气从下而走，所以像三仁汤（《温病条辨》：杏仁五钱，飞滑石六钱，白通草二钱，白蔻仁二钱，竹叶二钱，厚朴二钱，生薏苡仁六钱，半夏五钱），杏仁是宣肺透湿的，从上焦宣透湿邪；蔻仁是芳香化湿的，在中焦直接芳化湿邪；薏苡仁是淡渗利湿的，从下焦分利湿邪。所以你看，就跟武术打拳一样，上、中、下三路，说明三仁汤也是非常好的一个利湿方剂。薏苡仁的靶点作用应该在下焦，但是利湿是其的第一功效。所以下部所有跟"湿"相关的，比如讲脚的湿气以及下部的关节肿，也就是以前讲的"鹤膝风"，现在讲的类风湿性关节炎，但凡有"湿"的病机存在，它其实都能起作用，只是剂量大小的问题。剂量用到一定程度，才能从一个食物变成一个药物。经常有患者问，前面老师说薏苡仁祛湿，那我在家吃了薏苡仁怎么不管用？我就问他怎么吃的，他说一个月就吃一次，我说那不可能管用的。这有点相当于现代医学的营养学，营养学作为临床医学的支撑，对疾病的康复有很大作用，但不能用营养学来替代所有的治疗学，对吧？所以药膳食疗也是如此，得长期吃才能对临床有一定干预作用，一天吃一顿薏苡仁才可能除湿，如果吃得太少是不起作用的。

所以，《西游记》原文中的这段话是非常好的药膳，具有不同的作用，但基本都在于补肺、健脾、益肾，有着益气养阴的作用。然而，很多药食同源的药物想要发挥作用，还是需要达到一定的剂量，从食补变成药补需要一个过程。大众可以根据需求长期服用，使食性和药性都能发挥。

学生提问：《西游记》中后面也是提到了很多素食，整体可以汇总成五类——果实类、蔬菜类、粮谷类、中药类和野菜类，可以看出种类是非常丰富的，其中也包括不少很有特色的野菜，也基本上是我们现在可以找到和吃到的，想问问老师们，从中体现出什么特色？

老师科普：《西游记》中涉及的食物以素食为主，种类极其丰富，可以反映出该时代一定的素食养生特色，更能从中医药特色的角度进行解读。而书中不同场景、不同规模、不同种类的素食，其实可以反映出《西游记》是典型的儒释道三教合一，也是中国传统文化里很具有特色的现象。

按照现有的医学逻辑，完整的膳食结构应由谷物类、畜禽肉类、蛋奶类、蔬菜类组成，包括油脂类和一些调味品提供的矿物质和微量元素等等。在以前饥荒时，人们常用蔬菜、野菜来充饥。但是按照《黄帝内经》的理论，哺养五脏之气的应是五谷，"五谷为养""五菜为充"，说明蔬菜是作为主食的补充而不能替代五谷，还有"五果为助""五畜为益"等等，与如今的《中国居民膳食指南》是相符合的。

其实中国古代有很多野菜，包括历代古籍里面都专门有记载，南京历史上传世的《冶城蔬谱》（与《随园食单》《白门食谱》《续冶城蔬谱》一同作为南京四部著名的食谱），专门讲了南京的野菜。有很多人讲，南京人爱吃"草"，"七头一脑"少不了。南京俗称的"七头一脑"也就是小蒜头、枸杞头、香椿头、荠菜头、豌豆头、马兰头、苜蓿头和菊花脑。其中的小蒜头其实是薤白，传统讲可以通心阳化痰浊，方剂里有瓜蒌薤白半夏汤、瓜蒌薤白白酒汤（二方皆出自《金匮要略》）等等；枸杞头，传统讲是枸杞的嫩苗，有升发肝气的作用；香椿头，南京吃得也很多，传统讲是芳香类的，有一定健脾补肺的作用，但是如果采的是臭椿，则是有毒的，不能吃；荠菜头，其实本身也是中药，国医大师周仲瑛用荠菜花来凉血解毒，（荠菜）本身是绿色蔬菜，其药性入肝，性味偏于辛散，可以用来治疗尿路感染、小便隐血；豌豆头、马兰头这些，也都是特色野菜，同时具有一定的保健作用；苜蓿头，有着清热利尿之效，也能入药，南京秦淮区就有个地方叫苜蓿园大街，古代在此处种植了很多苜蓿，以前是用来供养皇家军马；菊花脑，是比较有名的南京特色，有清热解毒的作用，比如常喝的菊花脑蛋汤。但也有人对菊花脑过敏，有患者吃完菊花脑出现口麻的情况。其实（这些）我们不仅可以从科普的角度讲，也可以系统整理发表学术论文。

学生提问：是的，不论是从素食的种类还是作用来看，《西游记》中的素食书中提到的养生问题都值得从中医药专业角度来科普与解读。而除了素食，书中提到的调味品也很丰富，包括醋、辣椒、花椒、甜酱、盐等，与食材相配合，很好地体现出了酸苦甘辛咸五味俱全、五味调和。

《西游记》素食汇总表

果实类	桃子、梅子、荔枝、林檎、枇杷、柿子、胡桃、杨梅、橘子、金橘、甘蔗、柑橘、石榴、香蕉、杏、李子、大枣、梨、葡萄、椰子、橙、西瓜、樱桃、龙眼（桂圆）、橄榄、菱角、栗、银杏、莲子
蔬菜类	芥、藕、冬葵、蔓菁、青菜、木耳、笋、蘑菇、萝卜、茶芽、芋、香蕈、石花菜、黄花菜、芹菜、枸杞、菠菜、蓏白、茄子、扁豆角、豇豆角、瓠子、茄子、冬瓜
粮谷类	山药、稻、麦、面筋、粟米、薏苡仁、薯、胡麻、豆腐
中药类	银杏子（白果）、竹、人参、兰、灵芝、茶、黄精、艾、菊、茯苓、茴香、菖蒲、桑、益智仁、王瓜、浮蔷、狗脚迹
野菜类	黄花菜、白鼓丁、马齿苋、江荠、雁肠英、燕子不来香、芽儿拳、马兰头、狗脚迹、猫耳朵、野落荜、灰条、剪刀股、牛塘利、碎米荠、莴菜荠、乌英花、菱、蒲根菜、茭儿菜、麦娘、破破纳、苦麻、雀儿绵单、猢狲脚迹、油灼灼、斜蒿、青蒿、抱娘蒿、板荞荞、羊耳秃、枸杞头、乌蓝

诗里藏药

原文节选

大圣作起这大风，将那碎石，乘风乱飞乱舞，可怜把那些千馀人马，一个个：

石打乌头粉碎，沙飞海马俱伤。人参官桂岭前忙，血染朱砂地上。　　附子难归故里，槟榔怎得还乡？尸骸轻粉卧山场，红娘子家中盼望。

选自《西游记》第二十八回：
花果山群妖聚义　黑松林三藏逢魔

那师父战战兢兢，进此深山，心中凄惨，兜住马，叫声："悟空呵！我

自从益智登山盟，王不留行送出城。
路上相逢三棱子，途中催趱马兜铃。
寻坡转涧求荆芥，迈岭登山拜茯苓。
防己一身如竹沥，茴香何日拜朝廷？"

孙大圣闻言，呵呵冷笑道："师父不必挂念，少要心焦，且自放心前进，还你个'功到自然成'也。"

选自《西游记》第三十六回：
心猿正处诸缘伏　劈破傍门见月明

学生提问：这里是《西游记》中比较有特色的两首"药名诗"，其中分别提到了9种中药："朱砂、附子、槟榔、轻粉、乌头、海马、人参、官桂、红娘子"和"王不留行、益智、三棱子、马兜铃、荆芥、茯苓、防己、竹沥、茴香"，想问问老师，从中医角度如何来解读这两首诗？

老师科普：《西游记》中的"药名诗"与中药方剂学中的方歌是不一样的，（药名诗）其中毒性药比较多，因而从医理角度研究，并不能组成一张有疗效的方子。然而，作者吴承恩是通过这些药名的巧妙组合，生动形象地展现出孙悟空在花果山与杀猴猎户打斗的场景。

在第二十八回的药名诗里提到了朱砂、附子、槟榔、轻粉、乌头、海马、人参、官桂、红娘子这些中药，其中人参、官桂和附子临床用得比较多，但朱砂、红娘子和轻粉（砒霜）这些都是毒性药，现在都有管制，用得比较少。

红娘子，属于虫类药，国医大师朱良春便善用虫药，对虫类药的研究和运用经验在中医界影响深远，并著有《虫类药的应用》一书，记录了红娘子可活血祛瘀。在南通，朱老除了成立了国内最早的风湿病专科以外，还建了全国第一个虫类药博物馆，特别设有虫类药展区，其中包括红娘子、青娘子等众多中药。不少虫类药本身毒性是很大的，比如轻粉，也就是传统讲的砒霜，现在虽然不直接用了，但会有提纯化学制剂用于抗肿瘤。卫生部原部长陈竺研究三氧化二砷，对治疗白血病有较好疗效，在国际上影响很大，这实际上就是砒霜的一个很好的运用。槟榔，也是很有争议的传统中药，四磨汤（人参、槟榔、沉香、天台乌药）里便有槟榔，但比较特殊，主要是用于治疗小朋友，而现在都认为槟榔是致癌物，易导致口腔癌。

老师回答：这和那种嚼的槟榔是同一种槟榔吗？

老师科普：并不是，中药材槟榔与市面上嚼食的槟榔并不是一回事。有老话讲："巴豆砒霜用之得当，也是救人良药。"所以其实槟榔小剂量地使用、组方中合理地使用是没问题的。传统讲槟榔是行气导滞的，国医大师周仲瑛在门诊让弟子抄方时，就报出药名"带皮槟榔"，其实中药大腹皮是就是槟榔的皮，即为"带皮槟榔"，由此可见，槟榔其实是可以入药的。人参和附子，可以组成参附汤，一般用于急救，回阳救脱。朱砂，可以镇心安神，但得控制用量，过多则会出现不良症状。

在第三十六回的药名诗里提到的王不留行、益智、三棱子、马兜铃、荆芥、茯苓、防己、竹沥、茴香这些中药，有不少都是如今的常用药。

益智，也就是中医传统讲的益智仁，本身有补肾的作用。在中考、高考前夕很多家长带孩子来开中药，一方面因为学习压力大，会用一些疏肝解郁、安神的药；另一方面由于考试需要记的（内容）太多但又记不住，这时候一般会用益智仁、核桃仁，达到补肾益智的作用。按照中医机理，脑为髓之海，而肾可补骨生髓，用益智仁补肾能达到益智健脑的效果。王不留行，传统讲可以活血化瘀、通经、下乳消肿，有民谚"穿山甲王不留，妇人食了乳长流"，从中便可反映出王不留行有通乳的作用。三棱子，可以化瘀，三棱莪术是国医大师周仲瑛常用的药对（两味药成对相配，多有协同增效或减毒作用），用于治疗血滞经闭腹痛。马兜铃，现在已经用得比较少了，《药性赋》中有"兜铃嗽医"（的说法），便是说其专门治疗咳嗽。荆芥，和防风等药物组成荆防败毒饮，因而传统讲其是用于治疗外感病证的。竹沥，一味比较特殊的药，国医大师周老一般会用"竹沥半夏"（半夏的一种炮制方式）。竹子一身是宝，竹沥本身源于竹子烤出的水，鲜竹沥有化痰、治疗热痰的作用，而半夏一般是治疗寒痰，所以用竹沥炮制半夏后，正好把它的温燥属性去除，中医上叫"去性存用"，使其化痰作用更强。茴香，本身为药食同源，北方有茴香馅儿的饺子，国医大师周老用茴香治疗疝气，效果很好。

吴承恩写的这两首诗，其实是讲唐三藏一路取经的一些历程，还挺有意思，主要用的是药名本身，并不能真正组成一张方子，成为方歌，这难度就比较大了。所以像中医四小经典里的《药性赋》《汤头歌诀》和《药性歌括四百味》，其中能组成药对真的挺不容易，特别是《药性赋》，我们仔细研究过，每首歌诀所提的前后两味药是最核心的搭配，大部分是可以作为药对用的，这是很有意思的一个设计。

学生提问：谢谢老师的解答！由此看来，《西游记》中的这两首药名诗，可以反映出吴承恩对中药有一定的了解，并能够巧妙地运用药名组诗，别有一番妙趣，而其中也提到了部分冷门药材、特殊药材，不失为中医药科普的好形式、好题材。

犀角之谜

原文节选

行者道："认便认得，是一伙牛精。只是他大有神通，急不能降也。"金星道："那是三个犀牛之精。他因有天文之象，累年修悟成真，亦能飞云步雾。其怪极爱干净，常嫌自己影身，每欲下水洗浴。他的名色也多：有儿犀，有雄犀，有牯犀，有斑犀，又有胡冒犀、堕罗犀、通天花文犀。都是一孔三毛二角，行于江海之中，能开水道。似那辟寒、辟暑、辟尘都是角有贵气，故以此为名而称大王也。若要拿他，只是四木禽星见面就伏。"

……

只听得呼呼吼吼，喘喘呵呵，众小妖都现了本身：原来是那山牛精、水牛精、黄牛精，满山乱跑。

……

府县官留住他师徒四众，大排素宴，遍请乡官陪奉。一壁厢出给告示，晓谕军民人等，下年不许点设金灯，永蠲买油大户之役。一壁厢叫屠子宰剥犀牛之皮，硝熟熏干，制造铠甲，把肉普给官员人等。又一壁厢动支枉罚无碍钱粮，买民间空地，起建四星降妖之庙；又为唐僧四众建立生祠，各各树碑刻文，用传千古，以为报谢。

选自《西游记》第九十二回：
三僧大战青龙山　四星挟捉犀牛怪

学生提问：在这一段中，提到了很多犀牛，而犀角作为中药的一种，想问问书中提到的犀角"一孔三毛二角"是否属实？其效用如何？

老师科普：不同的犀角有其精确的鉴定标准，而从本草典籍溯源，这里《西游记》中所说的"一孔三毛二角"确实是可以作为犀角的特征来看，《药性赋》中有言，"犀角解乎心热，羚羊清乎肺肝"，羚羊角中有孔，俗称"通天眼"，犀角之理也类同。国医大师周仲瑛常用方——犀角地黄汤，其有着很好的凉血散瘀之效。南京中医药大学中医内科科研团队的大数据研究表明，犀角在内科的200多种疾病中，甚至外科、妇科、儿科和皮肤科、耳鼻喉科等中都有所应用，可见此方效用之广。

如今，犀牛角已被国家禁止交易，因而如今在中药材中大多用水牛角替代，同样有着退热之效，但水牛角服用过多或会致使患者腹泻。实际上，南京中医药大学还有一根犀角，现存于仙林校区的江苏省中医药博物馆内。

回到书中，犀角并没有小说中、一些古籍中说的那么神奇，多少会产生一些偏移，所以要客观来看待。

学生提问：是的，吴承恩写的《西游记》本身是一部神魔小说，他虽可能对《本草纲目》有一定了解，有向李时珍学习中医方面的知识，但中医在小说中的用处是，作为小说的一部分，丰富了故事情节，而就我们中医的科普而言，应需要客观地来对待与解说。

知识链接

《本草崇原》载："犀出滇南、交趾、南番诸处，有山犀、水犀、兕犀三种。山犀、兕犀居山林，人多得之，水犀出入水中，最为难得。形俱似水牛黑色，猪首大腹，脚似象，有三蹄，舌上有刺，好食荆棘，皮上每一孔生三毛。额上有两角，有正中生一角者，名独角犀。有额上生两角而短，鼻上生一角独长者。有角生白缕一条，直上至端，能出气通天，夜露不濡，名通天犀者，以之入药更为神验。"

兕犀：角生于额上的犀牛。明·李时珍《本草纲目·兽二·犀》："[释名]兕，时珍曰，犀字，篆文象形。其名兕，亦曰沙犀。"一说兕为雌性犀牛。

胡冒犀：角生于鼻上的犀牛。

牯犀：指古代岭南所产的一种犀牛。

斑犀：雌犀牛角，因其角斑白分明而得名。

堕罗犀：古南海堕和罗国所产的犀牛角。

通天花文犀：因其角上有如线一样的白色纹理从根部直至顶尖而得名。

病不讨医

原文节选

那国王又呻吟叹道："诚乃是天朝大国，君正臣贤！似我寡人久病多时，并无一臣拯救。"长老听说，偷睛观看，见那皇帝面黄肌瘦，形脱神衰。

……

行者挤到近处，闪开火眼金睛，仔细看时，那榜上却云：

"朕西牛贺洲朱紫国王，自立业以来，四方平服，百姓清安。近因国事不祥，沉疴伏枕，淹延日久难痊。本国太医院屡选良方，未能调治。今出此榜文，普招天下贤士。不拘北往东来，中华外国，若有精医药者，请登宝殿，疗理朕躬。稍得病愈，愿将社稷平分，决不虚示。为此出给张挂。须至榜者。"

……

说不了，只见那几个太监、校尉朝上礼拜道："孙老爷，今日我王有缘，天遣老爷下降，是必大展经纶手，微施三折肱。治得我王病愈，江山有分，社稷平分也。"……行者道："这招医榜委是我揭了，故遣我师弟引见。既然你主有病，常言道：'药不跟卖，病不讨医。'你去教那国王亲来请我。我有手到病除之功。"

选自《西游记》第六十八回：
朱紫国唐僧论前世　孙行者施为三折肱

科普问答

学生提问：书中也提到了很多谚语名句，其中这一段里的"药不跟卖，病不讨医"是什么意思？以及相关的，我们该如何理解名谚"医者三戒"（医不自治、医不叩门、医不戏病）、"法不轻传、道不贱卖，师不顺路，医不叩门"？

老师科普："药不跟卖，病不讨医"讲的其实是中国人传统的习俗。人们总是希望自己是健康、长寿的，所以很自然地，自古便有"讳疾忌医"这样的心理现象，医生过于主动也会让病人感到不信任。因而，医生一般不主动兜揽卖药、治病，大都是病患在危急病重时，请医生外出看诊，而危重病上门行医其实也体现出了中医的人文关怀。同时，"法不轻传，道不贱卖，师不顺路，医不叩门"这些古语也反映了医道尊严，包括择医与择人的问题。

古代传统讲，"医非上德不能授也"，中医收徒，首要的，便要求品德好，不可学成了后只以医学为赚钱盈利的工具，而与医道相背驰。中国从古至今的大医，多为"贫者减半、赤贫免费"，义诊因而成为公益事业，现在国家将医疗和教育也作为基本保障的民生工程。再有，传统讲"医非上智不能授也"，中医的传承需要人才。从医生的产出来说，从古往今，医生的绝对供给是不足的，医疗的有效手段也是相对缺乏的。所以，既要招到有慧根的学生，同时又要加速培养这些人才，加强医生的供给量。这样一来，医学人才便能在各个专科不断地创新治疗方法来攻克疾病，由此进入一个医学的良性循环。

老师回答：我记得《重广补注黄帝内经素问》序中有言，"奈何以至精至微之道，传之以至下至浅之人，其不废绝，为已幸矣"。其实也就是讲的医道，中医的智慧、学术理论思想应传给比较有慧根、有学识的人，但实际的传承可能并没有达到这种预期，所以会存在古人的这种呼吁。因此我认为，要多招优质生源来发展中医学专业。

学生提问：是的，谢谢两位老师。其实，古代名谚中的说法还有很多，不仅是就医学本身而言，更是涉及医学教育和社会认知，还有中国民俗的文化特色等，在《西游记》这本名著中，还有很多谚语值得去品味。

悬丝诊脉

原文节选

众臣道："人生能有几多阳寿，就一千年也还不好？"行者道："他如今是个病君，死了是个病鬼，再转世也还是个病人，却不是一千年也还不好？"众臣怒曰："你这和尚，甚不知礼！怎么敢这等满口胡柴！"行者笑道："不是胡柴。你都听我道来：

医门理法至微玄，大要心中有转旋。

望闻问切四般事，缺一之时不备全：

第一望他神气色，润枯肥瘦起和眠；

第二闻声清与浊，听他真语及狂言；

三问病原经几日，如何饮食怎生便；

四才切脉明经络，浮沉表里是何般。

我不望闻并问切，今生莫想得安然。"

那两班文武丛中，有太医院官，一闻此言，对众称扬道："这和尚也说得有理。就是神仙看病，也须望、闻、问、切，谨合着神圣功巧也。"众官依此言，着近侍的传奏道："长老要用望、闻、问、切之理，方可认病用药。"那国王睡在龙床上，声声唤道："叫他去罢！寡人见不得生人面了！"近侍的出宫来道："那和尚，我王旨意，教你去罢，见不得生人面哩。"行者道："若见不得生人面呵，我会悬丝诊脉。"众官暗喜道："悬丝诊脉，我等耳闻，不曾眼见。再奏去来。"那近侍的又入宫奏道："主公，那孙长老不见主公之面，他会悬丝诊脉。"国王心中暗想道："寡人病了三年，未曾试此，宣他进来。"近侍的即忙传出道："主公已许他悬丝诊脉，快宣孙长老进宫诊视。"

行者却就上了宝殿。唐僧迎着骂道："你这泼猴，害了我也！"行者笑道："好师父，我倒与你壮观，你返说我害你？"三藏喝道："你跟我这几年，那曾见你医好谁来！你连药性也不知，医书也未读，怎么大胆撞这个大祸！"行者笑道："师父，原来你不晓得。我有几个草头方儿，能治大病，管情医得他好便是。就是医杀了，也只问得个庸医杀人罪名，也不该死，你怕怎的！不打紧，不打紧，你且坐下看我的脉理如何。"长老又道："你那曾见《素问》、《难经》、《本草》、《脉诀》，是甚般章句，怎生注解，就这等胡说散道，会甚么悬丝诊脉！"行者笑道："我有金线在身，你不曾见哩。"即伸手去，尾上拔了三根毫毛，捻一把，叫声："变！"即变作三条丝线，每条各长二丈四尺，按二十四气，托于手内，对唐僧道："这不是我的金线？"近侍宦官在旁道："长老且休讲口，请入宫中诊视去来。"行者别了唐僧，随着近侍入宫看病。

选自《西游记》第六十八回：
朱紫国唐僧论前世　孙行者施为三折肱

话表孙大圣同近侍宦官，到于皇宫内院，直至寝宫门外立定，将三条金线与宦官拿入里面，分付："教内宫妃后，或近侍太监，先系在圣躬左手腕下，按寸、关、尺三部上，却将线头从窗棂儿穿出与我。"真个那宦官依此言，请国王坐在龙床，按寸、关、尺，以金线一头系了，一头理出窗外。行者接了线头，以自己右手大指先托着食指，看了寸脉；次将中指按大指，看了关脉；又将大指托定无名指，看了尺脉；调停自家呼吸，分定四气、五郁、七表、八里、九候、浮中沉、沉中浮，辨明了虚实之端；又教解下左手，依前系在右手腕下部位。行者即以左手指，一一从头诊视毕，却将身抖了一抖，把金线收上身来，厉声高呼道："陛下左手寸脉弦而紧，关脉涩而缓，尺脉芤且沉；右手寸脉浮而滑，关脉迟而结，尺脉数而牢。夫左寸弦而紧者，中虚心痛也；关涩而缓者，汗出肌麻也；尺芤而沉者，小便赤而大便带血也。右手寸脉浮而滑者，内结经闭也；关迟而结者，宿食留饮也；尺数而牢者，烦满虚寒相持也。——诊此贵恙，是一个惊恐忧思，号为双鸟失群之症。"那国王在内闻言，满心欢喜，打起精神，高声应道："指下明白！指下明白！果是此疾！请出外面用药来也。"

　　大圣却才缓步出宫。早有在旁听见的太监，已先对众报知。须史，行者出来，唐僧即问如何。行者道："诊了脉，如今对症制药哩。"众官上前道："神僧长老，适才说双鸟失群之症，何也？"行者笑道："有雌雄二鸟，原在一处同飞，忽被暴风骤雨惊散，雌不能见雄，雄不能见雌，雌乃想雄，雄亦想雌：这不是双鸟失群也？"众官闻说，齐声喝采道："真是神僧！真是神医！"称赞不已。当有太医官问道："病势已看出矣，但不知用何药治之？"行者道："不必执方，见药就要。"医官道："经云：'药有八百八味，人有四百四病。'病不在一人之身，药岂有全用之理！如何见药就要？"行者道："古人云：'药不执方，合宜而用。'故此全征药品，而随便加减也。"那医官不复再言，即出朝门之外，差本衙当值之人，遍晓满城生熟药铺，即将药品，每味各办三斤，送与行者。行者道："此间不是制药处。可将诸药之数并制药一应器皿，却送入会同馆，交与我师弟二人收下。"医官听命，即将八百八味每味三斤及药碾、药磨、药罗、药乳并乳钵、乳槌之类，都送至馆中，一一交付收讫。

……

选自《西游记》第六十九回：
心主夜间修药物　君王筵上论妖邪

学生提问: 在这一章中，提到了中医很有特色的四诊，而孙悟空单用了脉诊一法，并使出了非常有名的"悬丝诊脉"一术。想问问在现实中，四诊独用脉诊是否可行？我们又该如何解读"悬丝诊脉"呢？

老师科普: 此摘录中，作者吴承恩以一首诗歌来说明望、闻、问、切的大致章法与意义，而四诊合参对于中医诊疗而言，是比较全面和有效的获取信息方式。中医经典《难经》有言，"望而知之谓之神，闻而知之谓之圣，问而知之谓之师，切而知之谓之工"。《史记·扁鹊仓公列传》记载了扁鹊多次见蔡桓公，通过望诊便能够看出病的深浅与病位，最后扁鹊远远地看到蔡桓公已病入骨髓，便表示自己无能为力、不再医治。由此可见，扁鹊的确是非常高明的医生，病人一进来他看一眼就能知道大概是什么问题，这个是能够通过望神、望色、望气、望舌等等"望"出来的。其实这种"望"的本领我们现在也是有的。为什么呢？比如说，有个人走来了，大家觉得他看起来喜气洋洋；另外一个人走来了，却说他死气沉沉。那这里的"气"又是什么呢？

其实某种程度上而言，我们每个人都具备望气的本领，只是古人将中医理论和其结合，达到一个更高维度的感知。闻诊和问诊同样十分重要，闻诊有闻声和闻味，中医传统也有"十问歌"。《西游记》中提出了"悬丝诊脉"，也就是四诊中只用脉诊，还是非同寻常的脉诊。一般传统的脉诊讲究四个维度，即从脉的位置、次数、性状、形式来感受与定义脉象。

从文学的角度而言，《西游记》作为神魔小说，可以将故事情节夸张与玄幻化，孙悟空能运用三根丝线为国王诊脉并不令人诧异；若从中医理念来讲，古有孙思邈为长孙皇后悬丝诊脉、乾隆皇帝宣太医悬丝诊脉，这两个事例在历史上都得到了理想的结果，也就能够说明，悬丝诊脉并非传说与神话，作者吴承恩也是有所依据而书。

其实，大家对悬丝诊脉最大的疑问在哪？最大的疑问是把它看成一个动作，而且过度地关注它是不是有这种力的传感。虽然如今有脉诊仪、压力传感器，但是"悬丝诊脉"的科学性并不在于搭脉。

国医大师周仲瑛作为"非遗"中医诊法的传承人，其弟子郭立中教授曾经写过一个关于周老四诊的特点，写得就非常好，而周老也讲过一句很客观的话，他说中医的四诊不可偏废。古代医家很多书里根据不同的病而舍脉从症、舍症从脉，有时候，证候的权重比较重，那可能只通过问诊知道证候便可直接开方，舌苔、脉象只是作为验证、参考。当症状和舌苔、脉象不一致的时候，便要有所取舍。当舌苔、脉象反映了客观症状，但证候是真寒假热，有一些假证候的时候，就需要舍症从舌脉。所以周老客观地讲，诊断需要综合来看，常规对于一个疾病的辨证，确实是四诊合参。

中医不靠诊疗仪器，不靠物理的 X 线、CT、磁共振，不靠化学的抽血、粪便检测，并不以生化的指标为依据。西医的诊断也需要靠主观的症状、客观的体征，若是传染病的话，要有既往病史、接触史，再加上物理检查跟化学检验，才能构成一个完整的疾病诊断。但中医学是靠中医师的五官五体去感受患者的病症，通过望、闻、问、切获取信息，所以这里面一定有权重问题。四诊仪器的客观化研究也是国家级大课题，若是将四诊算成各占 25%，那么如果没有脉诊，只要医生望得比较仔细，听得比较清楚，以及问诊问得比较详细，那基本上诊断的正确率能达到 75%；当然，问得不详细的话，还能达到 60%，也能基本算"及格分"。所以在获取的信息基础上，没有脉诊就开一张方子，似乎是可行的。

但并不是脉诊可以完全不要，只是在一些关键时刻，医生不能摸脉的情况下，是不是可以舍掉脉诊，只要其他三诊的信息采集齐就可以。回归主题，古代为什么会有悬丝诊脉？这个事情已经被广泛传颂，甚至把它传神了，但究其原理，不应把中医神化、玄化。

古代因为有封建体制，加上"男女授受不亲""身体发肤受之父母"等观念，首先医生接触患者的身体便非常受限，何况大部分悬丝诊脉都出现在皇家的场景中，御医给皇亲国戚看病更是难以被允许切脉。所以在去看之前，医生可以根据种种病症表现，结合前人开的方子，或者问相关的执事太监或者宫女，就已经获得60% ~ 70%的信息了，但是为什么还要有悬丝诊脉？并不是说无中生有，这其实反映了古代中医高度的智慧和人文关怀。

今时今日，大家仍觉得脉诊是中医不可或缺的一部分，若是不搭（脉），就是"不完整的中医"。在古代，想想看，"不完整"会导致什么情况？用现在很客观的话讲，从医患沟通的技巧角度讲，患者的依从性会非常差。

几千年前的希波克拉底誓言里，希波克拉底给他的学生上过这样一节课——医生如何获得患者的信任。中国唐代的孙思邈写的《大医精诚》里面也有讲大医之貌、大医之状、怎么看病，也都是传授如何在医疗过程中更多地赢得患者的信任。倘若最后病人不信任（医生），怎么同意医生的治疗？怎么会吃医生开的药？开的方再好，仍然是无法起效。所以信任是医患之间最重要的。悬丝诊脉在一定程度上展现出了人文关怀，有利于病情的康复，同时也是古代医生智慧的集中体现。

周老讲中医治病有三个境界，最低一层是治病，第二层是治证，第三层是最高境界——治人，这也是中医学的重大特点。治人，也是现在 WHO（世界卫生组织）所强调的，不能单纯只治疗身体，还需治疗心理。一个健康的人，既要有身体的健康，还要有良好的心理状态和良好的社会适应性。

真正的"悬丝诊脉"，其实反映的是中国古代医生为患者尽了最大的努力。从人文关怀的角度、从医疗完整性的角度，做了这样一个设计，其实体现的是人文精神，是一种科学精神。悬丝诊脉的科学性不是体现在那根线上，而是体现在医生于背后对患者的关注、对社会的理解和对当时民俗以及患者心理的尊重，是为了更好地治疗。

水药之水

原文节选

好大圣，别了三藏，辞了众臣，径至馆中。八戒迎着笑道："师兄，我知道你了。"行者道："你知甚么？"八戒道："知你取经之事不果，欲作生涯无本，今日见此处富庶，设法要开药铺哩。"行者喝道："莫胡说！医好国王，得意处辞朝走路，开甚么药铺！"八戒道："终不然，这八百八味药，每味三斤，共计二千四百二十四斤，只医一人，能用多少？不知多少年代方吃得了哩！"行者道："那里用得许多？他那太医院官都是些愚盲之辈，所以取这许多药品，教他没处捉摸，不知我用的是那几味，难识我神妙之方也。"

……

至半夜，天街人静，万籁无声。八戒道："哥哥，制何药？赶早干事。我瞌睡了。"行者道："你将大黄取一两来，碾为细末。"沙僧乃道："大黄味苦，性寒，无毒；其性沉而不浮，其用走而不守；夺诸郁而无壅滞，定祸乱而致太平；名之曰将军。此行药耳，但恐久病虚弱，不可用此。"行者笑道："贤弟不知，此药利痰顺气，荡肚中凝滞之寒热。你莫管我。你去取一两巴豆，去壳去膜，捶去油毒，碾为细末来。"八戒道："巴豆味辛，性热，有毒；削坚积，荡肺腑之沉寒；通闭塞，利水谷之道路；乃斩关夺门之将，不可轻用。"行者道："贤弟，你也不知。此药破结宣肠，能理心膨水胀。快制来。我还有佐使之味辅之也。"他二人即时将二药碾细，道："师兄，还用那几十味？"行者道："不用了。"八戒道："八百八味，每味三斤，只用此二两，诚为起夺人了。"行者将一个花磁盏子，道："贤弟莫讲。你拿这个盏儿，将锅脐灰刮半盏过来。"八戒道："要怎的？"行者道："药内要用。"沙僧道："小弟不曾见药内用锅灰。"行者道："锅灰名为'百草霜'，能调百病，你不知道。"那呆子真个刮了半盏，又碾细了。行者又将盏子递与他，道："你再去把我们的马尿等半盏来。"八戒道："要怎的？"行者道："要丸药。"沙僧又笑道："哥哥，这事不是耍子。马尿腥臊，如何入得药品？我只见醋糊为丸，陈米糊为丸，炼蜜为丸，或只是清水为丸，那曾见马尿为丸？那东西腥腥臊臊，脾虚的人，一闻就吐；再服巴豆、大黄，弄得人上吐下泻，可是耍子？"行者道："你不知就里。我那马不是凡马，他本是西海龙身。若得他肯去便溺，凭你何疾，服之即愈。但急不可得耳。"……

三人都到马边，那马跳将起来，口吐人言，厉声高叫道："师兄，你岂不知？我本是西海飞龙，因为犯了天条，观音菩萨救了我，将我锯了角，退了鳞，变作马，驮师父往西天取经，将功折罪。我若过水撒尿，水中游鱼食了成龙，过山撒尿，山中草头得味变作灵芝，仙僮采去长寿。我怎肯在此尘俗之处轻抛却也？"……

三人回至厅上，把前项药饵搅和一处，搓了三个大丸子。

……

行者道："此名'乌金丹'。"八戒二人暗中作笑道："锅灰拌的，怎么不是乌金！"多官又问道："用何引子？"行者道："药引儿两般都下得。有一般易取者，乃六物煎汤送下。"多官问："是何六物？"行者道：

"半空飞的老鸦屁，紧水负的鲤鱼尿，王母娘娘搽脸粉，老君炉里炼丹灰，玉皇戴破的头巾要三块，还要五根困龙须：六物煎汤送此药，你王忧病等时除。"多官闻言道："此物乃世间所无者。请问那一般引子是何？"行者道："用无根水送下。"众官笑道："这个易取。"行者道："怎见得易取？"多官道："我这里人家俗论：若用无根水，将一个碗盏，到井边，或河下，舀了水，急转步，更不落地，亦不回头，到家与病人吃药，便是。"行者道："井中河内之水，俱是有根的。我这无根水，非此之论，乃是天上落下者，不沾地就吃，才叫做无根水。"多官又道："这也容易。等到天阴下雨时，再吃药便罢了。"遂拜谢了行者，将药持回献上。

......

好大圣，步了罡诀，念声咒语，早见那正东上，一朵乌云渐近于头顶上，叫道："大圣，东海龙王敖广来见。"行者道："无事不敢相烦，请你来助些无根水与国王下药。"龙王道："大圣呼唤时，不曾说用水，小龙只身来了，不曾带得雨器，亦未有风云雷电，怎生降雨？"行者道："如今用不着风云雷电，亦不须多雨，只要些须引药之水便了。"龙王道："既如此，待我打两个喷涕，吐些涎津溢，与他吃药罢。"......

那国王辞了法师，将着乌金丹并甘雨至宫中，先吞了一丸，吃了一盏甘雨；再吞了一丸，又饮了一盏甘雨；三次，三丸俱吞了，三盏甘雨俱送下。不多时，腹中作响，如辘轳之声不绝，即取净桶，连行了三五次，服了些米饮，欹倒在龙床之上。有两个妃子，将净桶捡看，说不尽那秽污痰涎，内有糯米饭块一团。妃子近龙床前来报："病根都行下来也！"国王闻此言甚喜，又进一次米饭。少顷，渐觉心胸宽泰，气血调和，就精神抖擞，脚力强健。

选自《西游记》第六十九回：
心主夜间修药物　君王筵上论妖邪

学生提问：在选文中提到了"无根水"，并指明其"乃是天
　　　　　上落下者，不沾地就吃，才叫做无根水"，而在《红
　　　　　楼梦》里也同样提到了"无根水"，比如宝钗的"冷
　　　　　香丸"配方，就需尽集来自"雨水、白露、霜降、
　　　　　小雪"四时的"雨、露、霜、雪""无根水"，
　　　　　这里想请老师解读一下"无根水"的种类及其
　　　　　用处。

老师科普：像《金匮要略》《伤寒杂病论》里就讲到中医传
　　　　　统的煮药之水，金妙文老师的第一个硕士研究
　　　　　生龙老师写的一篇文章[①]讲的就是水药之水。其
　　　　　实中医传统老八剂"丸、散、膏、丹、酒、露、汤、
　　　　　锭"里都要用到水，尤其是汤剂，所以煎煮用
　　　　　的水是很重要的。《伤寒杂病论》里有 30 多种水，
　　　　　《本草纲目》里有 43 种水，包括甘澜水、清浆水、
　　　　　潦水。"无根之水"，传统讲是天上降下来的，
　　　　　没有落到地上，一没有污染，二没有什么其他
　　　　　特殊的矿物质。像熬阿胶，主要用的是老井里
　　　　　面的井水，和其矿物质含量有一定关系，所以

---

① （龙明照，龙明智，金妙文.浅析《伤寒论》中清浆水的应
用展望 [J].河南中医药学刊,1995(6):10-11.）

正常情况下阿胶熬出来以后，有补血的作用。书中说的"无根水"，包括刚才讲冷香丸里用的那些，都是天上的水，按照现在的化学分子式都是 H_2O。实际上，无根水应该是作用于中上焦，作为药引子，能起到一些引药上行的作用。文学具有一定程度的夸张和演绎，既源于生活，又高于生活。书中情节是病人有情志不舒，肝气乘脾，就会有饮食积滞这种情况。那么治疗思路实际上是通过吃药使其吐出来，中医传统讲是"汗、吐、下"三法中的吐法。其中用到无根之水，虽然讲得有些夸张，但中医很多典籍里都记载了不同的水，都是有区别的。就像《金匮要略》里讲到外感病邪伤人，开篇就讲"风中于前，寒中于背；湿伤于下，雾伤于上"，其中，为什么雾气是飘在上面的？因为水有不同的特性，所以进入人体以后也相应地有一些特性。就像中药里面，桔梗载药上浮，牛膝引药下行，所以这里可能有这样引药的说法。

老师回答：从中医理论中的阴阳理论来看，像无根水和阿胶用老古井的水，阴阳属性都不一样，比如熬阿胶为什么用老古井的水？因为阿胶本身是滋阴的，古井的水也是偏阴。

老师科普：是的，入血分。

老师回答：对，因此阿胶的质量就会好。而且我不知道你们泡不泡茶，（如果）泡茶的话，用水也很讲究。比如说，用矿泉水或者蒸馏水泡出来的茶，跟用自来水泡出来的感觉不一样。其实这个也有故事，是苏轼跟王安石（的故事）。当时苏轼从长江上游往下走，想在三峡取水，但途中睡忘了，最后到下游取了点水。泡了茶后，问水来源，苏轼说是巫峡之水，王安石就笑说他欺骗自己，明明是下峡的水……所以，不同的水（口感）确实不一样。但现代研究对于不同水的具体差异是什么，可能还有待进一步探索。

老师科普：前面老师讲得对，其实这个都应该深入做研究。传统讲，阿胶是补血止血的，所以用老井水熬驴皮胶，可能就入血分、入阴分；像这种无根之水，大部分都是天上来的，偏于兼夹阳气，对于阴阳取象比类的认知嘛，可能是偏上焦的，治疗上焦病效果会更好，但现在可能没那么讲究，对吧？不分那么多了。

学生提问：好的，谢谢两位老师，无根水原来有这么多渊源，看来对于水的研究，也很有价值。

各家养生

原文节选

"……东土的唐和尚取'大乘'，他本是金蝉子化身，十世修行的原体。有人吃他一块肉，长寿长生。"

选自《西游记》第二十七回：
尸魔三戏唐三藏　圣僧恨逐美猴王

第三十二回　　平顶山功曹传信　　莲花洞木母逢灾
第四十回　　　婴儿戏化禅心乱　　猿马刀圭木母空
第四十二回　　大圣殷勤拜南海　　观音慈善缚红孩
第四十三回　　黑河妖孽擒僧去　　西洋龙子捉鼍回
第七十三回　　情因旧恨生灾毒　　心主遭魔幸破光
第七十四回　　长庚传报魔头狠　　行者施为变化能
第七十七回　　群魔欺本性　　一体拜真如
（提到类似话语的章回）

那国王问道："朕闻上古有云：'僧是佛家弟子。'端的不知为僧可能不死，向佛可能长生？"三藏闻言，急合掌应道：

"为僧者，万缘都罢；了性者，诸法皆空。大智闲闲，澹泊在不生之内；真机默默，逍遥于寂灭之中。三界空而百端治，六根净而千种穷。若乃坚诚知觉，须当识心：心净则孤明独照，心存则万境皆侵。真容无欠亦无馀，生前可见；幻相有形终有坏，分外何求？行功打坐，乃为入定之原；布惠施恩，诚是修行之本。大巧若拙，还知事事无为；善计非筹，必须头头放下。但使一心不动，万行自全；若云采阴补阳，诚为谬语，服饵长寿，实乃虚词。只要尘尘缘总弃，物物色皆空。素素纯纯寡爱欲，自然享寿永无穷。"

那国丈闻言，付之一笑，用手指定唐僧道："呵！呵！呵！你这和尚满口胡柴！寂灭门中，须云认性；你不知那性从何如灭！枯坐参禅，尽是些盲修瞎炼。俗语云：'坐，坐，坐！你的屁股破！火热煎，反成祸。'更不知我这：

修仙者，骨之坚秀；达道者，神之最灵。携箪瓢而入山访友，采百药而临世济人。摘仙花以砌笠，折香蕙以铺裀。歌之鼓掌，舞罢眠云。阐道法，扬太上之正教；施符水，除人世之妖氛。夺天地之秀气，采日月之华精。运阴阳而丹结，按水火而胎凝。二八阴消兮，若恍若惚；三九阳长兮，如杳如冥。应四时而采取药物，养九转而修炼丹成。跨青鸾，升紫府；骑白鹤，上瑶京。参满天之华采，表妙道之殷勤。比你那静禅释教，寂灭阴神，涅槃遗臭壳，又不脱凡尘！三教之中无上品，古来惟道独称尊！"

选自《西游记》第七十八回：
比丘怜子遣阴神　金殿识魔谈道德

科普问答

学生提问：在《西游记》中，长寿作为线索贯穿全文，先有悟空为长生而千里拜师，后有取经路上妖怪源源不断地想吃唐僧肉来（实现）长生不老。因此，长寿这一话题，可以说是书中一大特色。不论是著名的"唐僧肉"，还是金蝉子化身的唐僧，都有着长寿的属性，那么，在文中便有这么一段，唐僧和鹿力大仙各自从佛教和道教的角度论说长寿之道，十分精彩。因而想问老师，佛教与道教的养生之法有何区别呢？

老师科普：这个问题问得有点深了，涉及的不仅是医学科普，还涉及中国传统儒释道三家。我们之前做过几个关于国家和江苏立项的关于健身气功的课题。健身气功，是通过国家体育总局认可的，当时我们做了个缘由考证，有道家、佛家、儒家，还有医学、武术的健身气功，但健身气功目前国家认可的就四种——易筋经、五禽戏、六字诀、八段锦，其实是来自各家的一些健身气功。像五禽戏是华佗发明的，八段锦是道家的，易筋经是少林寺的，各有各家的特点。应该讲，这个主题是亘古不变的，不管是古今还是中外，大家都比较追求健康生活以及生命周期的延长，现在我们做的课题里面还有很多抗衰老的主题。我们当时做的有个关于膳食的课题。古籍里面很多膳食是抗衰老的，其实像我们现在很多年轻老师研究的就是抗衰老、甲基化时钟这些，国外也有相关研究。到底真正能达到什么程度？是不是像《三元延寿参赞书》里讲的"人之寿，天元六十，地元六十，人元六十，共一百八十岁"？至少我们现在还在努力。前面讲的，情绪的影响、饮食的不定与无度，可能就导致像《黄帝内经》里讲的生活对身体的劳损，会使得寿命相对比较短，可能还没到 60 岁就夭亡了，对吧？所以实际上，这确实是一个很值得研究的主题。

而且中国传统的三教九流、儒释道三家各有各的养生之法。道家讲无为，佛家讲慈悲；儒家讲入世，道家讲出世。但是不管怎么样，就像我们周老讲的，一切从心开始，养生从养心开始。刚才选的那段文字里面也有佛家讲慈悲、道家讲祭祀，炼药以后通过祭祀去治疗百姓的疾病，所以其实中医学传统跟道教有很多医理是相通的。不管怎么讲，这种宗教的教义，自己养生也好，教人养生也好，希望长寿也好，最核心的是心境平和、与人为善。用儒家的话讲，就是"达则兼济天下"，没能力，独善其身也行。作为社会的单元，一个家庭，一个个人，遵纪守法，促进社会和谐，既没有"君子立于危墙之下"的这种风险，也能够去真正解决社会的一些问题，都是心境的平和（使人）长寿。可能大家都很追求这个（长寿），其实还是方法的问题。所以在一定程度上讲，我个人觉得看完《西游记》也会对这些有一定的深入理解，而且对自己的心灵有这种（启发）。所以四大名著其实写的是人世间的很多道理，大家要能通过名著看穿、看透、洞达这些，还是很重要的。

老师回答：其实每一个教义都有自己的法门，像在中国来讲，本土发展起来的教义只有道教。我们常说的儒家，为什么不能称之为儒教？因为它没有关注到一个根本的问题，就是生死、轮回。像佛家，讲六道轮回——天神道、人间道、修罗道、地狱道、饿鬼道、畜生道，道家也有讲到，但儒家没有。其实《西游记》里儒、道官方都有在使用。比如说玉皇大帝、太上老君都是道教，灵山如来佛祖、十八罗汉、观音大士这些都是佛教，《西游记》是把佛道等各种教义都融合在一起的一个文学作品，体现了中国社会的兼容并包和兼收并蓄。

外来的，像佛教最早是从天竺，也就是现在的印度那边传过来的，在我国发扬光大。道家的教义，包括道教三清相关的也发展起来，儒家也是。其实所有的教义都教人向上向善，书里讲的就是修身、修心，包括儒家的"修身齐家治国平天下"，也讲的是修身、修心。

老师科普：宗教不是我们科普的内容，但是长寿是大家追求的，就像我们周老讲的养生从养心开始（《养生，从养心开始》），自我的修为还是很重要的，对吧?

学生提问: 是的, 其实"菩提祖师"本身就是一个三教融合的名字, 这位菩提祖师既有道家的气质打扮、儒家的行为思想, (他)是一个精通道教、佛教及诸子百家的高人形象。可见, 不论宗教、养生之法, 究其根本在于修身与养心。

说医解梦

原文节选

三藏道："徒弟，我刚才伏在案上打盹，做了一个怪梦。"行者跳将起来道："师父，梦从想中来。你未曾上山，先怕妖怪，又愁雷音路远，不能得到，思念长安，不知何日回程，所以心多梦多。似老孙一点真心，专要西方见佛，更无一个梦儿到我。"

选自《西游记》第三十七回：
鬼王夜谒唐三藏　悟空神化引婴儿

学生提问：这里讲到三藏说做了一个怪梦，孙悟空说"梦从想中来"，因为心多梦多。想问老师，"梦从想中来"这种说法是不是合理的？是否可以根据这一点去进行诊治？

老师回答：中医上讲，人有神、魂、魄、意、志，对应着五脏，心藏神、肝藏魂、肺藏魄、脾藏意、肾藏志。从现代心理学讲，梦是现实的渴望。可能在现实中，白天想多了，晚间就会做对应的梦。梦多的人大部分是肝血的原因，因为肝藏魂，肝魂不安的人容易会做梦。书中的"梦从想中来"肯定是合理的。"日有所思，夜有所梦"，老话都这样讲的。

从梦论治也是有道理。为什么呢？刚刚我讲肝藏魂，比如说梦多的人，我们给他用点养肝血的、镇惊安魂魄的药，效果非常好。养肝血的药，我们知道有很多，安魄的其实也有（很多），比如说琥珀就可以安魄。

老师科普：前面老师讲得很好。传统讲"日有所思，夜有所梦"。你看很多人，白天在驾校学开车，晚上做的梦都是在摸着方向盘开车，对吧？按照现代医学讲，可能白天的一些记忆的存储，在晚上会对梦产生影响；还有就是在临床上，就像弗洛伊德，他有一本《梦的解析》，讲人如果白天压力过重，他晚上做的梦可能跟白天没有关系，但情绪是有传达的，晚上做梦就会紧张、焦虑，这是一种情绪传达论。

还有就是什么呢？其实站在我们中医学角度，早在《黄帝内经·灵枢篇》里面，就有一段专门讲梦的，我们看完了以后，今时今日还是很感动，这已经是比较科学的解释了。书里按照五元论，对应着肝、心、脾、肺、肾，即也对应着五行，这是按照大类划分。"客于肺，则梦飞扬，见金铁之奇物……客于肾，则梦临渊，没居水中。"晚上梦见金戈铁马的，实际上是肺气虚；梦到大山大泽、涉水游泳的，都是跟肾有关。实际上是这样划分的，其实已经很精准了，再加上《灵枢经》里还不用药，按照书里建议是选穴位。肾经或肝经，是补是泻，调治后就能缓解。

所以我们一直在讲，也可以做个相关研究，做真实世界里的梦境跟很多疾病的关系的研究，比如肾病的病人是不是老会有一类的梦，然后甚至有些临床病人说做的都是持续性的梦，像连续剧，最后梦到个大结局这样。所以其实（我）觉得，像这种"梦的解析"可以做成小程序，让大家都参与，参与后把相关疾病上传，大家就知道到底有没有（研究）价值了。

其实都可以研究，还是很有意思的，因为它是个生物学载体。按西医讲，晚上这种自主呼吸都是植物神经（自主神经），那植物神经（自主神经）损伤的病人是会做梦，还是不会做梦？

像周仲瑛教授以前经常治疗安魂魄的有个特效药就是琥珀粉 3 克，起镇心安神作用。南京也有民俗特色，治疗会用"非遗"的金箔，金箔本身也可以安魂魄，少量用没有关系，比如零点几克，都有医学价值。

总的来说，梦其实在古籍《黄帝内经》里就有记载，梦的解析跟相关的疾病有关系，（这方面）相对来说已经做出了很多探索，在一定程度上讲还是很有价值的。但是怎么去理解，是不是能辨梦论治，这个可能要做深入的研究。

学生提问：好的，谢谢两位老师！